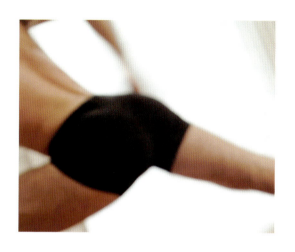

Yoga-Pilates

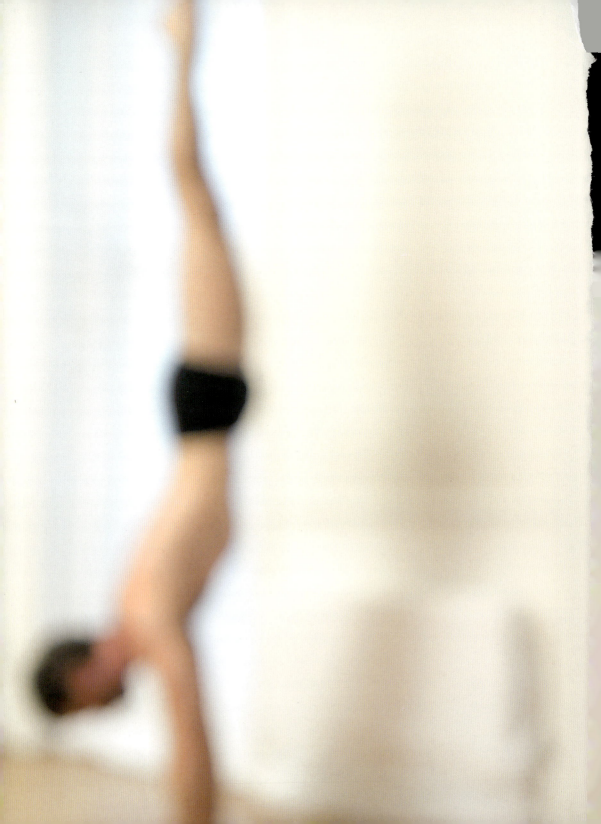

ヨーガ-ピラーティス
YOGA-PILATES

ヨーガとピラーティスのメリットを
融合させた美しい体を
手に入れる究極のエクササイズ

著者：ジョナサン・モンクス
Jonathan Monks

翻訳：池田 美紀

もくじ

強さと美しさ——私を変える最高の冒険 6

エクササイズを始める前に 8

第1章　コアの強化 10

柔軟性か筋力か 12

腹筋を引き入れる 14
　サルと人間　15／腹筋を引き入れる　16／スタマック・カール　18／エルボー・リフト　19

股関節屈曲筋 20
　ダイヤモンド・カール　21／アセンブリー・ポジション　22／ピュービック・リフト　23

背中——あなたの後ろ側 24
　エイプ・バック　25／胸を落とし、持ち上がるのを感じる　26／アーム・リフト　27／ベーシック・バック・ベンド　28

背中からお腹へ 30
　背骨のバランスをとる　31

確実なグラウンディング 32
　扁平足——平らな感覚　33

足首、膝、股関節 34
　ジミー・チュウ　35

第2章　立位のポーズ 36

立位のスタート 38
　ランジ　40／ペルト・バトック・ウォリアー　42／サイド・ランジ　44／サイ・ランジ　46／ドッグ・スプリット　48／プレス・アップ　50／アップ・ドッグ　52／ダウン・ドッグ　54／ジャンプ　56／フォワード・ベンド　58

第3章　ツイストのポーズ 60

座位のツイストとプレイヤー　62／リボルブド・ランジ　64／サイド・トライアングル　66／トライアングル　68／リボルブド・トライアングル　70

第4章　バランスのポーズ 72

トライアングル・フォワード・ベンド　74／フライング・クロウ　76／ワンレッグド・バイセップ・カール　78／カラテ・キッド　81／シーテッド・イーグル　83／ロケット・マン　84

第5章　座位のポーズ 86

シーテッド・フォワード・ベンド　89／テーブル　90／コブラー　92／ブリッジ　94／ダブル・ピジョン　96／バッドフィンク　99／トータス　101／ショルダー・スタンド　102／フィッシュから休息へ　105／チリング・アウト　107

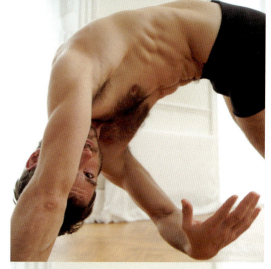

第6章　シーケンス..................108

ポーズを組み合わせる.............................110
- リラックスのシーケンス：ウォームアップ1　112
- ロケット・マンでの休息：ウォームアップ2　114
- 立位のシーケンス：ウォームアップ3　116
- 大地のシーケンス　118
- エネルギーのシーケンス　120
- 力のシーケンス　122
- リラックスするシーケンス　124

インデックス.......................................126

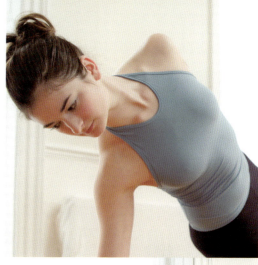

Title in English: YOGA-PILATES
Copyright in design, text and images ©Anness Publishing Limited, U.K. 2012
Copyright ©Japanese translation, GAIABOOKS Inc., 2015

Publisher: Joanna Lorenz
Project Editor: Katy Bevan
Designer: Adelle Morris
Photography: John Freeman, assisted by Alex Dow
Make-up: Bettina Graham
Production Controller: Mai Ling Collyer
Models: Carly Milnes and Lesley Portner

© Anness Publishing Ltd 2012

All rights reserved. No part of this publication may be reproduced, stored in a retrieval system, or transmitted in any way or by any means, electronic, mechanical, photocopying, recording or otherwise, without the prior written permission of the copyright holder.

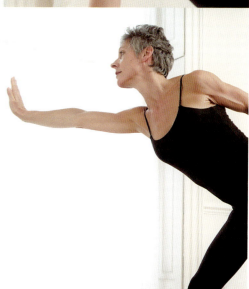

強さと美しさ──私を変える最高の冒険

バランス──これは私たちが日々、望んでやまないもののひとつです。バランスのとれた食事、バランスのとれた収支、はては車のホイールにまでバランスを求めます。しかし、多くの人が気づいていませんが、バランスは私たちの体の動きにも必要です。バランスがとれていないと、運動を生み出す筋や神経、関節に負荷がかかりすぎ、いずれその部位が故障して痛みが生じるからです。

密かに進行していた症状に苦しんだ経験がある方なら、この意味がわかるでしょう。そういう方は大勢いるはずです。私は理学療法士なので、普段から運動に関する問題を特定し、治療しているほか、治療中はクライアントに正しい動き方を指導することに多くの時間を割いています。それでも、ジョナサンと出会ったとき、彼が自分の体に向ける洞察や意識の深さや、独特のヨーガにおけるコントロールのレベルには、衝撃を受けました。彼のクラスに参加したとき、私は指導者から一生徒に立場を変えたのです。

ぜひ本書を読んで刺激を受け、体のコントロール力を高めてください。私が出会ったなかで最もバランスのとれた人物の役に立つことができ、大変光栄に思います。

グレッグ・ライアン(GREG RYAN)
MCSP(公認理学療法士会員)SRP(公認物理療法士)(公認理学療法士)ヘルス・アンド・フィットネス・ソリューションズ社共同設立者

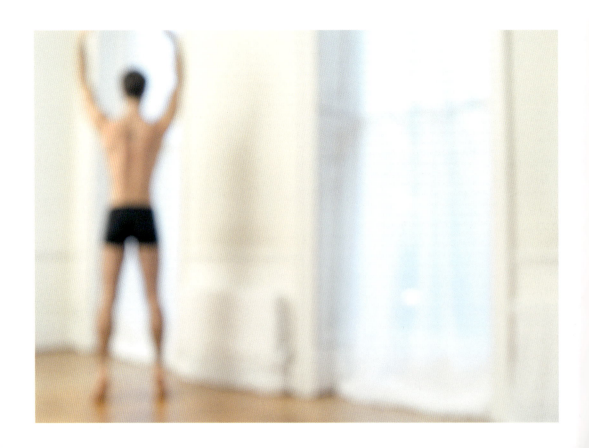

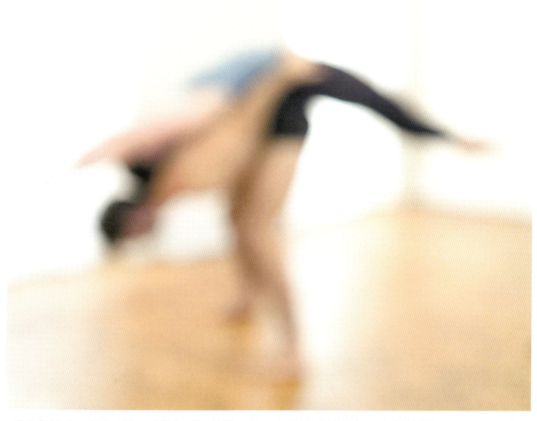

　私は大人になってからの日々の大半を、体の外側で、体の潜在能力や身体感覚に自信を持てず、体に備わった表現力やその自然な美に気づかないままに過ごしてきた。だからジョナサン・モンクスと出会ったとき、目から鱗が落ちる思いがした。

　彼は非凡なセッション中、「あなたは今、どこにいますか?」とたびたび問いかける。この問いは、実際的であると同時に哲学的でもある。「ここに、自分の体の中にいます」と答えるよう、私は教えられた。

　この経験は、強烈な発見と喜びをもたらす。なぜなら自分自身の中に自分を見出すからだ。指導はダイナミックで、妥協がなく、刺激的で、なんといっても心浮き立つものだった。

　多様なアーサナ(ポーズ)や流れるような動きにより、私の体はセンターへ、心へと導かれる。ジョナサンのテクニックや考え方を通じて、日々の暮らしの中には人それぞれに自然な長さや呼吸があり、それを解き明かしていかなければならないことがわかってきた。私たちの体型は変わる。あなたはより背が高く、細く、セクシーになり、あなたらしく、生き生きすることができるのだ。

　ここに至るまでの独特で、かつ信頼できるプロセスは、ジョナサン・モンクス本人がマットで繰り広げた冒険によって形づくられている。

　そしてクラスの終盤、静かな余韻の中で横になるとき、私たちは最初の質問にそっと立ち返る。私たちは、ここにいる。混じり気のない、開かれた状態で、いる。笑みをたたえながら。

　ジョナサンは希有な教師である。私の体を大きく発展させ、長いあいだ見失っていた自信と強さを取り戻せるよう手伝ってくれていることに、心からの感謝を捧げる。

グレッグ・ヒックス(GREG HICKS)

エクササイズを始める前に

ヨーガとピラーティスは、普通は別の体系と見なし、別個に行う。そしてそれぞれの理論や起源を定義し、別個の存在として確立することに時間を費やすものだ。そうすれば、私たちは自分が何をやっているかがわかり、安心できるからだ。つまり、定義可能で安全なものということである。しかし実際には、ヨーガであれピラーティスであれ、指導者によって内容は大きく異なる。さまざまな流派の1つとしてのヨーガであろうと、優秀な指導者に師事したピラーティスであろうと、対象は個人にしかわからない感覚や、ある一連の身体感覚によって生じる反応だからだ。

本書では、あなた、あなたの体、そしてあなたと体の関係について取り上げる。詳しい歴史、起源の根拠、哲学などは扱わない。私は本書の中で1つの方法を伝えるので、体の感覚に気づき、それを感じ、反応する機会として活用してほしい。そうすれば、あなただけの個人的なスタイルができあがるはずだ。あとはどこにいても、何をしていても、そのエクササイズのスタイルを使い、応用し、実践すればいい。

本書の意義

本書で伝える情報は、あなたが自分の体を感じ、正しく使い始めたときに初めて生きてくる。つまり、定期的に実践し、自分の動きに関心を持ちながら体を動かさなければならない。いずれうまくいくだろうと、漠然と体を動かしていてはいけないのだ。エクササイズ中は、自分がどう感じるかに注目すること。自分は朝型か、夜型か。毎日20分のエクササイズをするのと、1日おきに1時間かけてみっちりエクササイズするのではどちらがいいか。自分が最も快適に感じる状態は、あなたにしかわからない。

私は年齢に関係なく本書の内容を伝えているが、いつも自分の体について内側から理解してほしいと思っている。それができたとき、長年の首の痛みが5分で消えた例を見たことがある。単純な感覚と理解を通じて、30分で姿勢が改善した人も、3-6カ月実践しただけで服のサイズが小さくなった人もいる。とはいえ2つの理由から、これらの体験談はあなたには関係ない。1つには、この人たちは楽しいからヨーガを実践しているだけからだ。食生活や飲酒の習慣を変えたのは、そうしたいからであり、自分の体に見合うように成長し、体を通じて生活を楽しんでいる。もう1つの理由は、彼らとあなたは別の人間だからだ。あなたはあなた自身の物語を生み出し、あなた自身の体であればいい。体の美を含め、あなたが求めることはすべて、あなたの目の前にある。

本書の使い方

まず本書を読み、準備ができたら試してみよう。短時間でかまわないから、毎日エクササイズをやってみるのだ。最初は短い時間で頻度を増やすのがいちばんいい。けれども内容を理解できないときは、時間をかけてその項を読み直し、体の部位や動きを特定できるまで一文ずつ読み解いてほしい。ビジュアライゼーションを促す表現や想像力を求める表現はないはずだ。こうした表現を使うと集中力が心に向かい、実際の活動が行われる体の内側とは逆方向に向いてしまう。第1章「コアの強化」をよく読み、コアの感覚に慣れてから、おもだったポーズに挑戦してほしい。

確実にグラウンディングをするのは、体の不完

左 体を探求する旅をどこから始めたらいいかは、なかなかわからないものだ。あなたがよく知り、感じているものから始めたらどうだろうか。たとえば足下の地面を自分がどう使っているか、時間をかけて探ってみよう。それがわかれば、なぜ、どのように動くかを知ることができる。

全さを意識し、それに対処するさまざまな方法について考えるためである。これと、第1章のほかの情報と組み合わせると、安定性とバランスの希有な組み合わせが見つかり、あなたが抱える問題は解決されるだろう。

第6章「シーケンス」では、最初にお勧めする理想的なウォームアップのルーティンを紹介する。けれども、繰り返すが、自分の体から得られる感覚に正直になってほしい。むずかしいと感じるワークがあれば、その日はやさしいオプションを選ぶ。翌日にもう一度試してみて、それが簡単に感じられるまでやってみよう。ポーズがやさしすぎるときは、各ポーズにかける時間を長くしたり、難易度の高いオプションを試したりすることで、シーケンスをできるだけ長くし、体力をつけよう。さあ、深呼吸をして、強く、引き締まった体を目指す旅に出かけよう。

呼吸について

呼吸については、数多くの書籍に書いてある。これは大切な話なので、よく気をつけてほしい。それでは、どうやって呼吸したらいいのだろうか。あなたは今ここにいるのだから、これまで数え切れないほど呼吸をしてきたはずだが、「どうやって息をしているのか」、「どこから息を吸って、どこに入れるのか」という問いに答えられるだろうか。自分が気づいたことに注目してほしい。

呼吸は、体から毒素を取り除くための優れた手段である。個人的な経験からいえば、楽しく夜遊びをしたあとに座って深い呼吸をすると、頭がぼうっとした感覚が薄れる。だから、どのように呼吸したらどう感じるか、意識してほしい。呼吸を使って、生活の質を高めるのだ。

解剖学的には、肋骨（肺を包む）はおもに背部にある。背中に空気を入れ、そのときの反応を意識してみよう。

必要なもの

あなた自身と、平らな床は必須だ。ヨーガマットは、あれば便利だが、絶対に必要ではない。足が滑らないマットやじゅうたん、タオルを選び、思いがけず脚が開きすぎないようにしよう。

衣服は、快適ならなんでもかまわない。私は暖かい部屋で下着1枚になることを勧めている。

快適なうえ、体の動きがよく見えるからだ。

体の声に耳を澄まそう。体はエクササイズをしたい時を伝えてくれている。とはいえ、満腹時より空腹時のほうが気は散らないはずだ。

これらのガイドラインは大切だが、あなたの主人はあなただ。たくさんお金を使うとエクササイズにも気持ちが入るのであれば、好きに使えばいい。ただし、あなた自身と平らな床があれば十分ということはお忘れなく。

安全に関する警告

本書は指導の概要を示したものであり、個人セッションではない。そのためワークに過不足があったり、間違った筋を使っていたりしても、注意し、伝えることはできない。それができるのは、あなただけだ。体重が腰ではなく股関節にのっているか、膝と母指と股関節が一直線になっているか、感じている痛みが筋肉痛なのか靱帯損傷による鋭い痛みなのか。これらを把握できるのはあなただけなのだ。自分のことに責任を持とう。長い目で見れば、それはとても力になる。時間をかけて、感じよう。やってみると、合図はいくらでも得られるものだ。

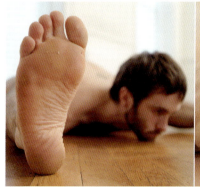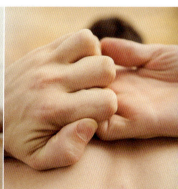

下 この2枚の写真は体のある部位をクローズアップしているが、これらを組み合わせれば大きな絵が見えてくる。それが見えて初めて、互いがどう関係しているかが理解できる。

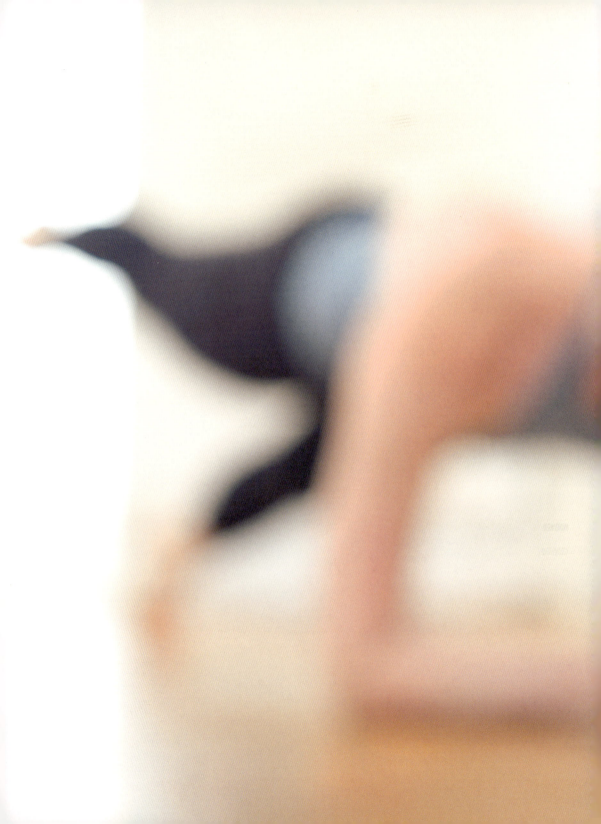

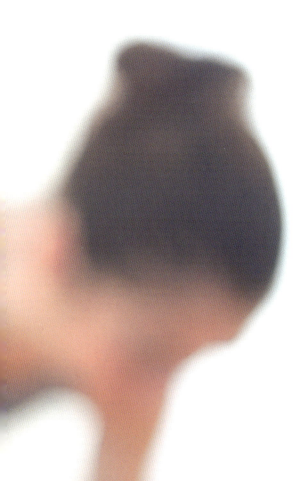

コアの強化

体のセンターが強ければ、
ほかのすべての部位をもっと簡単に動かすことができる。
腹筋を引き入れるときの感覚を身につけよう。
この感覚と股関節の柔軟性、背部の強さが組み合わされば、
体のセンターの強化につながる。

柔軟性か筋力か

下　柔軟性と筋力は切っても切り離せない関係にある。本書で紹介するポーズの一部は体を曲げ、ねじり、締めつけているように見えるかもしれないが、その目的は体が自然なラインとバランスを見つけられるようサポートすることにある。最も柔軟なのは強い関節で、最も弾力があるのは強い筋なのだ。

柔軟性と筋力を、2つのまったく別の概念とか、いずれかを選ぶべき選択肢とは思わないでほしい。体はとても賢いのだから、体の声に耳を傾ければいい。

幼い子どもが立ったり、座ったり、自由に動き回ったりするようすを見ると、たいていの大人は、自分が体の導きに注目しなくなって久しいことに気づくはずだ。よくあることだが、私たちは見えないパターンを自分で築き上げながら、それが体に染みつき、結果的に悪い姿勢や体のこわばりやストレスに苦しむようになるまでそのことに気づかないのだ。

柔軟性が筋力によって培われる理由は、簡単に説明できる。関節はシーソーのように相対する筋の間にあり、締まった筋がシーソーを押し下げる役割を果たしている。だから関節を柔らかくするには、反対の筋の力を使い、相方の筋を伸ばさなければならないのだ。

こうした問題が起きる理由の1つは、あなたが選んだ方法(体が教えた方法ではない)で動き、座り、体を支えるよう、体が適応したからである。つまり、そこにはあなた自身やあなたの状態がしっかり現れているのだ。このことは、けがをしたときの代償の仕方に最も顕著に表れるが、実際には日常生活にも現れている。2つめの理由は、体は本当に安全だと感じたときにだけ、開く傾向があることだ。

体をリリースする

体を安心させ、弱い部分を隠そうとして緊張している部位をリリースする方法は、おもに3つある。1つめは、横になって体を楽にし、すべての緊張を手放すことだ。ところがこの場合、楽な姿勢をやめて、習慣化したパターンや動き方を再開すると、体はふたたび緊張する。2つめは、マッサージや手技を受けて緊張を手放す方法だが、これもやはり習慣化した動き方やパターンを再開すると、もとの緊張が戻る。しかし3つめの方法として、筋同士のバランスを生み出す方法もある。バランスがとれた状態は何より安全なので、体(あなたの体だ)は開きやすく、緊張を手放しやすくなり、習慣化した動き方やパターンを改善していく。弱い部分が強化されて張力のバランスがとれるようになったとき、初めて体の緊張が解消されるのだ。

エクササイズ中は、体のバランスの悪さを意識すること。日常生活でそのバランスの悪さに気づけるようになれば、マットで行ったワークが毎日、一日中続くようになり、前屈みだった姿勢がすらりと伸びてくる。日常の動きの中で「シーソー」のバランスがとれないうちは、バランスの悪さは残るだろう。

忍耐強くなろう。自分の弱さを正直に認め、弱さを手放す準備ができたと体からはっきり合図が出るまで、時間をかけて弱い部分を強化しよう。

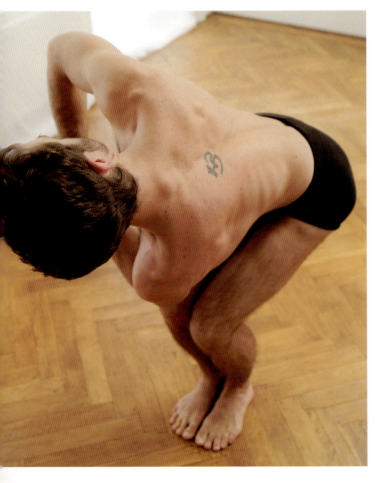

重力——床を使う

あなたが地上にいられるのは何のおかげだろうか。これがあるために人は日中に背が縮み、これがないと人は宙に浮いてしまう。答えは、重力だ。重力は私たちを下に押しつける一方で、魔法のように体を引き上げるために必要な力を提供してくれている。アイザック・ニュートンを思い出してほしい。すべての作用には、等しく反対向きの力が働く。重力に抗って体を引き上げる力を見つけるには、体と床があればいい。

体のどこが床や椅子に触れているにしても、そこを少し押し下げるだけで、体が引き上げられることがわかる。なんといっても私たちの足には自然にバランスがとれるようアーチがあるし、脊椎は弾力を発揮できるようカーブを描いている。体操選手、ヨーガ実践者、ダンサー、アスリートはみな、体を引き上げるこの力を見つけたおかげで、重力に負けずに偉業を達成しているのだ。

偉業を成しとげる能力より重要なことだが、引き上げる力を見ると、たとえ重力に押しつぶされているように見えても、それに苦しまなくていいことがわかる。朝と夕方に身長を測ると、夕方のほうが背が低くなっているはずだ。このように、自由な状態と、朝夕に身長差が生じる状態の違いが、疲労感のおもな原因である。重力によるストレスは私たちに不利に働くようだ。

押し下げて、引き上げる

しかし重力が生活に欠かせないなら、どうしたら体を浮かせられるだろうか。少し押し下げればいい。体のどこに重力がかかっているか、弱点はどこかを探してみてほしい。

座るときに、前屈みになってから、お尻を椅子に押しつけてみよう。力を抜きたくなるまでその状態を続けると、力を抜くときに自然に体が引き上がるのを感じるはずだ。背筋が伸び、重力に抗うのではなく重力と同じ線上にいることに気づくだろう。次に、立位で同じテクニックを使おう。うまく感覚がつかめないときは、体を押し下げた状態を保ってから、ゆっくり力を抜き、できるだけ意識を集中すること。

この引き上げる感覚を覚え、それに慣れれば、運動や動作でその引き上げる力が発揮され、その力に導かれるはずだ。絶対に体を丸めてはいけない。軽く、長くなった背骨が引き上げる力に満たされているのだと、つねに感じるのだ。重力に抗って生活するときのストレスや消耗するエネルギーを取り除くと、もっと楽に生きられる。

昔ながらの重力との戦いは忘れ、重力に負けながらもうまく利用しよう。ガゼルのように跳躍するために使っても、片手で立つときや空中浮揚に使ってもかまわない。うまく使えば年をとっても（誰も避けられない）、体が前屈みになり、重力に負けることはない。あなたは優雅に年を重ねることができるだろう。

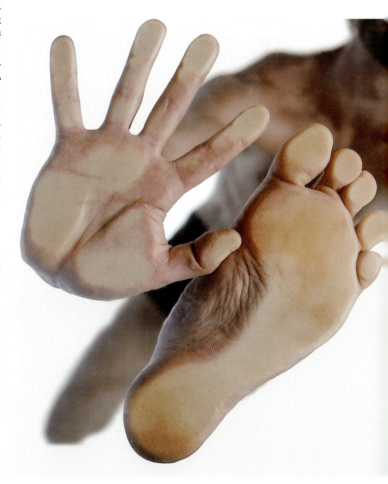

下　重力を使って体を引き上げる方法を理解するのに、ニュートン力学を学ぶ必要はない。手と足に自然なアーチがあり、それがスプリングのように働いて重力に抗って体を持ち上げていることはわかるはずだ。手や足を押し下げたとき、自然に引き上がる反応が起きるまで待つといい。

腹筋を引き入れる

私たちはつねに、体の美に対してなんらかのイメージを抱いている。メディアの登場人物や、富豪や有名人の最新のスタイル、魔法のようなサプリメントの新製品の広告、エクササイズの流行など、身近なところにお手本があるからだ。では、それはどんなイメージだろうか。一般には引き締まった腰、形のいいお尻から伸びた脚、強い腹筋、開いた胸を指す。この理想を体現するのは遺伝的に恵まれた人か、フィットネスにはまった人だけだと思われているが、人はみな、これを体現できるよう作られている。腕より脚の筋が大きいのは、脚を移動手段として使うよう自然がはからったため。腰回りにガードルのような筋があるのは、内臓が正しい位置にくるよう支えるため。背骨の周りに支柱のような筋があるのは、背骨の長さを保つため。体の中央に大きなちょうつがいとも言える股関節があり、大きな筋（太腿、殿部、ハムストリングス）がその周りを囲んでいるのは、関節を保護し、動かすためなのである。

だから股関節をちょうつがいに、脚を支えにして動けば、それらの部位を鍛え、整えられる。「ガードル」を使って姿勢をよくし、「支柱」を使って背骨の長さを保てば、胃が突き出たり肩が落ちたりすることはないはずだ。

体を内側から感じ、体の本来の動き方を再発見すれば、完璧な体を手に入れるだけでなく、理想とする体も明確になるだろう。もちろん頭を使って時間をかけながら定期的にエクササイズをしなければならないが、ウォーキングや体の曲げ伸ばし、試合、娯楽や家事もエクササイズになり得る。どれも動かなければできないし、動くことこそがエクササイズであり、動くから体を発見する楽しみを得られるからだ。発見の場を、決められたエクササイズの時間内に限る必要はない。エクササイズ以外の時間や、机に向かっているとき、洗い物をしているときにこそ、体を通じて正しく生活することの満足感が得られる。

面白いことに、本来の動き方ができるようになると、理想的な外見といった考え方はしなくなる。それよりはるかに満たされた感覚、つまり自分の皮膚の内側でくつろげる感覚がとって代わるからだ。

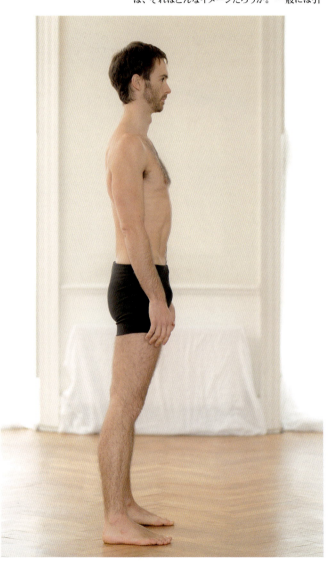

左 サルのポーズからもとに戻るときは、胃を引き締めて上に上げ、肋骨内に収めること。股関節と背骨の位置関係のおかげで、私たちは背筋を伸ばして歩くことができる。背骨を感じれば感じるほど背骨が股関節から伸び、進化して直立した人間だと感じられる。

サルと人間

悪い習慣や、座りがちな生活、前屈みになったり腹を突き出したりした姿勢は
どれも正しい立ち方ができない原因となり、体の各部位に負荷をかける。姿勢が悪いと、
重力が肩にのしかかり、最終的には体を地面のほうに押しつけることになるだろう。

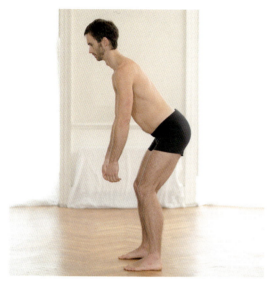

1. 人間の体はサルの体と驚くほど似ている（手足や関節の比率が似ている）のに、姿勢は明らかに違う。その原因の一部は脊椎、とくに下部脊椎の使い方にある。サルの姿勢をまねてみると、人間がどうやって垂直の姿勢を獲得したか、さらにはどの筋が進化の過程で役立ったかがわかる。

サルの姿勢をまねるときは、脚を腰幅よりやや広くして腰を動かせるようにし、両腕を垂らし、背中を開く。思い切ってサルのふりをして遊んでみよう。しばらくすると、おかしいくらいお尻を突き出し、腕を垂らしている自分に気づくはずだ。ぜひ楽しんでほしい。垂直の姿勢に戻るには、まずお尻を引き締め、腰を前に動かす。お尻の筋によって前に押される気がするはずだ（ゆっくり背筋を伸ばすときに、お腹が突き出ないように）。必要なだけこの動作を繰り返し、お尻の重要性に気づいてほしい。

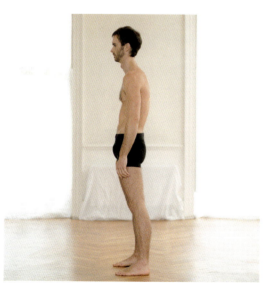

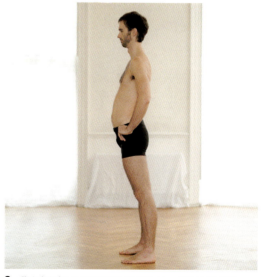

2. 直立姿勢といっても、捉え方や実際のあり方はさまざまだ。とくに、習慣化したパターンが絶えず再確立しているときはそうだ。上の前屈みの姿勢を例にあげよう。丸まった肩から重力が落ちかけていて、肩にとっても、肩にかかる重力にとっても快適な状態ではない。

3. 腹を突き出したこの写真も見てほしい。重力はうまく肩にのっているが、そこからかかる圧力が胴まで落ちているために、腹が突き出ている。股関節のちょうつがいの前後の動きを感じられるまで、サルの姿勢を何度も練習しよう。そうすれば腹を突き出さずに背筋を伸ばして歩ける。

腹筋を引き入れる

よくある腹筋のエクササイズの大半は、腹を突き出しやすくしているように見える。
しかし体のコア筋は引き入れることで活性化する。
そこで、まずは床にうつぶせになってみよう。

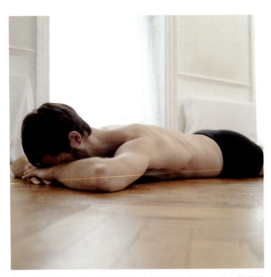

1. 額を両手にのせ、体重が床にかかるのを感じる。次に肋骨前面と骨盤が体の重みで押し込まれるのを感じる。このあと肋骨と骨盤を下ろしたまま、胃を引き上げて床から離す。

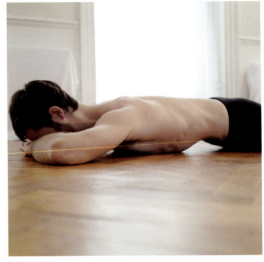

2. まず、単純にお腹を上げたり下ろしたりする。胃を床からどれだけ高く引き上げられるだろうか。下部脊椎が長くなるのを感じられるか。体の下に隙間を作ることができたか。これらの問いに自信をもって「はい」と答えられたら、次に進もう。

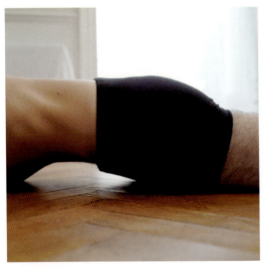

3. 下部肋骨をしっかり床に固定し、腰骨と恥骨を床に平らにつける。お腹をできるだけ高くし、引き入れる。下部脊椎が長くなり、脚をまっすぐ押す感覚をつかもう。脚がまっすぐになり、つま先が広がる感覚である。

▶4. お尻を引き締めて左股関節と左太腿を押し上げ、左足を持ち上げて床から離す。お腹は引っ込んでいるだろうか。息を吸いながら脚を上げ、吐きながら下ろす動作を左右交互に繰り返す。脚を動かすときもお腹を引っ込めたまま、下部脊椎が長くなっているのを感じられるようになっただろうか。脚を動かしながら、お腹を引き入れる筋をコントロールしてみよう。

上げた脚は、お尻を引き締めて引き上げるのとは逆に、太腿から長くする。このエクササイズには、お腹を引き入れ、股関節前面の緊張（腰痛の主な原因）を和らげる効果がある。また、かなり短期間でお尻を引き上げ、形を整える効果もある。このエクササイズも本書のほかのエクササイズも、頭だけではなく体で感じること。そうやって感覚をつかもう。

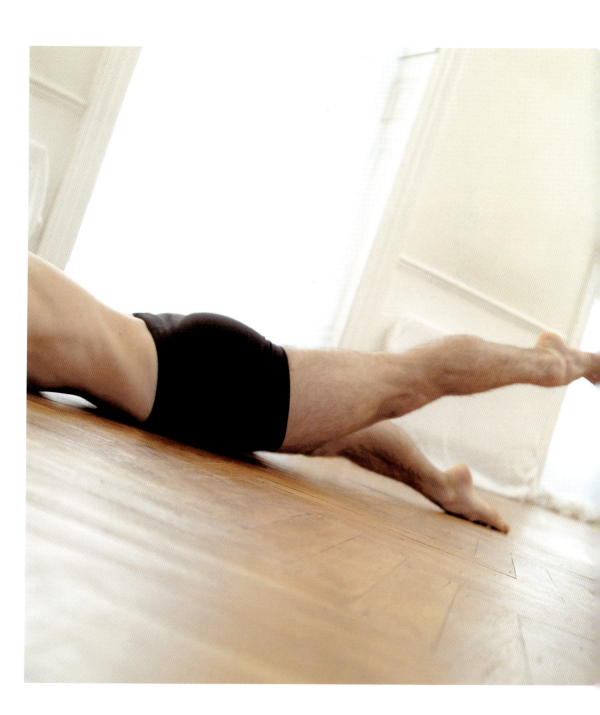

スタマック・カール stomach curl

恥骨の引き上げは胃から始まる。とても簡単な動作で、お尻を引き締めて尾骨をしまい込めば、恥骨が引き上がる。正しい動作をしたときの感覚に注目すること——体全体に等しく圧がかかるようにすると、問題は解決する。

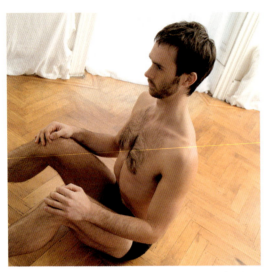

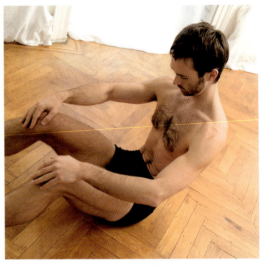

1. 床に座り、膝を曲げて、足裏を床につける。できるだけ背筋を伸ばし、坐骨を床に押しつける。両手のひらを膝の上に置き、腕の力でエクササイズの邪魔をしないようにする。

2. ロールバックするときは、つま先をポイントにして床に押しつけ、太腿が働き、長くなり、膝が床のほうに押しつけられる感覚を得る。起き上がるときは、かかとをお尻のほうに引く。ハムストリングスと深部の腹筋を使って体を引っ張るのだ。

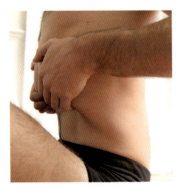

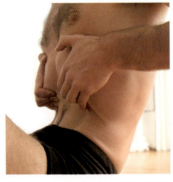

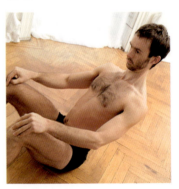

3. 胃と恥骨を見下ろし、自分の動きを観察する。両手で下部肋骨をつかみ、引き上げる。次に、胃と、恥骨から体の前面までをつなぐすべての筋を引き入れる。

4. ロールバックするときに、肋骨を引き上げつづける。前の動作と同じように胃が引っ込むが、今度は胸郭の内側にまで入っていくので、ロールダウンするときに体が引き上がる感覚を得られるはずだ。鼠径部で動きが始まるようすを探ってみよう。お腹を強く引き入れていると、恥骨が引き上がる感覚が得られる。すると今度は背骨がお尻にしまい込まれ、ロールダウンにつながる。

正しくない ロールバックではなく、単純に後ろにもたれかかると、お腹が突き出る。恥骨がロールアップする前に腕が伸びるときは、胸から後ろにもたれているだけだとわかる。こうなると、たいていはお腹が押し出されているはずだ。このときは体重が全体に分散されず、腰にだけ圧がかかるため、いずれ問題や痛みが生じるだろう。

エルボー・リフト elbow lift

このエクササイズでは、脚のつけ根から足先までを伸ばし、太腿の働きを感じよう。
胸を床から高く上げ、肩甲骨の間にスペースを感じること。
こうすると腹筋が鍛えられ、内臓を内側に保つ訓練になる。

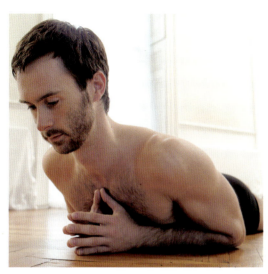

1. うつぶせになり、つま先を立ててかかとの下に入れる。両手を合わせ、親指を胸骨の上に置き、肘を肋骨に引き寄せてから、体を押し上げ、肘とつま先でバランスをとる。

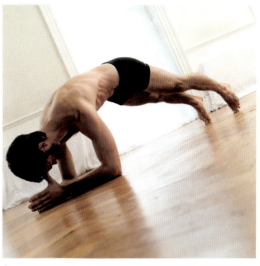

2. スタマック・カールのように、恥骨を胃のほうへ引き上げる。お尻を突き出さないようにしながら、腹筋を引き入れ、上げる練習をする。お尻を突き出すと、このエクササイズで鍛えたい胃の筋が使われなくなるからだ。

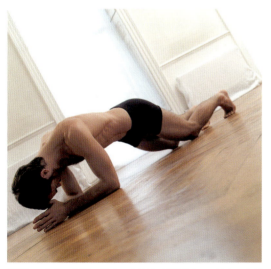

代案 このポーズがむずかしいときは、両膝を床につける。ただし、確実に恥骨を胃のほうに引き上げ、下部脊椎を長くすること。これができないと、股関節屈曲筋が働くだけで終わってしまう。

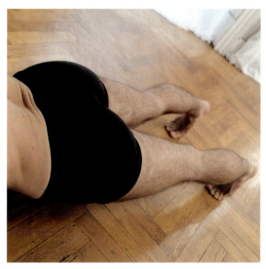

正しくない 初めてこのエクササイズに挑戦する人は、この写真のように体勢が崩れやすい。手足、とくにつま先に体重がかかり、下部脊椎が沈んでいるため、やがて緊張を感じるようになる。

股関節屈曲筋

医療業界では、股関節屈曲筋を腸腰筋と呼ぶ。この筋はとても強いため、とくに酷使しやすい。股関節を押し下げたまま脚を上げることのむずかしさは、アブドメン・タックのときにわかったと思う。これは、股関節屈曲筋の硬さに原因がある。股関節屈曲筋がどうしようもなく硬くなると、腰骨がつねに引き下ろされ、腰椎のカーブが強調される。すると腰がこわばり、腹筋が使われずに弱くなる。腹部のエクササイズの大半で脚、とくに大腿上部を使ってしまうのはこれが原因だ。しかしお腹を引き入れ、恥骨を上げるワークをすると、お腹のエクササイズのときだけでなく、普段の姿勢でも腹筋が使われている感じがするはずだ。これが、体の内側が引き上げられる感覚の始まりである。重力に負けるのではなく、重力の一部になろう。

股関節をゆるめる

人体で最も重要な関節といえば、股関節だろう。股関節が人体で最も大きい筋群に守られ、動かされているからこそ、人間はほかの動物と違い、完全に垂直な姿勢で動き、機能することができるのだ。股関節が多様な動きを実現できるおかげで、私たちは体を前（フォワード・ベンド）や後ろ（バック・ベンド）に突き出し、脚を使った無数の運動を行うことができる。

脚を胴から独立して動かすためには、ある程度、股関節の開放性と柔軟性が必要だ。股関節が収縮していると、可動域もエネルギーの流れも制限される。まずは、股関節の柔軟性を改善しよう。

女性への注意

ハイヒールを履くと骨盤が前傾し、股関節屈曲筋が強く収縮し、下部脊椎のアーチが強調される。すると下腹部が弱くなり、下部脊椎がこわばるだけでなく、股関節の可動域も厳しく制限されるだろう。

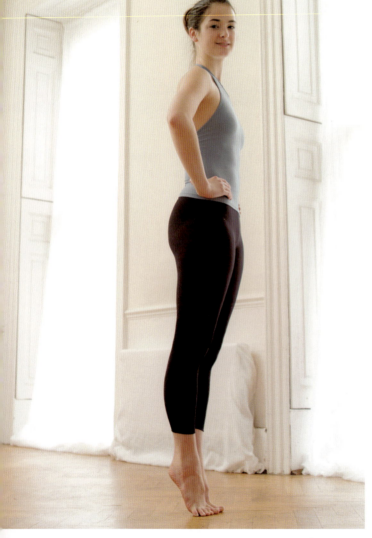

左 自分の体を、流れるような自由な存在として実感するには、手足を伸ばし、手足と体にスペースを作ってみよう。首の後ろ側で肩と耳のスペースを広げ、お腹を引き上げて脚を伸ばすと、すべてのポーズの意味が以前よりわかるようになるはずだ。

ダイヤモンド・カール *diamond curl*

これは腰を伸ばし、股関節をゆるめるエクササイズだ。
しかし、正しく行い、恥骨からロールできると、おもに脚の筋、
とくに太腿の裏側にあるハムストリングスが伸びる感じがする。

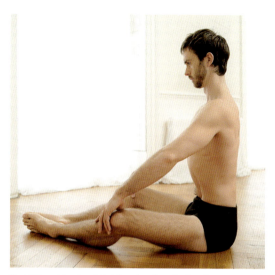

1. スタマック・カールのように床に座るが、脚で菱形を作る。両手を膝の上に置き、床のほうに押し下げる。恥骨からロールするときは、骨盤帯がしっかり前後に動くのを感じること。

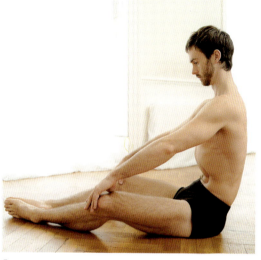

2. ロールバックするときは、手を使ってかまわない。必要であれば、膝をしっかりつかんでもいい。骨盤をロールし、脚の間で股関節の動きを感じること。どれほど体が柔らかい人でも、つねに改善の余地はあるものだ。

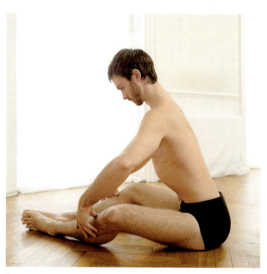

3. 股関節をちょうつがいにして、できるだけ前に体を倒す。すると、股関節をロールして脚に覆いかぶさるときに、ハムストリングスと脚の裏側、内腿が強く引かれる感じがするはずだ。

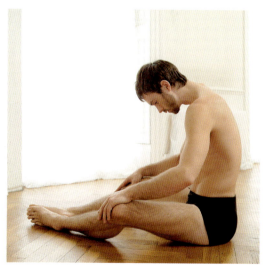

正しくない 股関節を前に動かすのではなく、頭から動かすと、腰のエクササイズにも、脚の筋のストレッチにもならない。普段はなにかと頭から始めることが多いが、このエクササイズでは頭を意識しないこと。

アセンブリー・ポジション assembly position

子どもの頃にあぐらをかいた経験はあるはず。このエクササイズは股関節の柔軟性と脊椎の弾力性を高めるのにとても効果的だ。しかも、お尻のストレッチと強化にも役立つ。毎日2回以上このシーケンスを繰り返すと、短期間で違いが現れるはずだ。

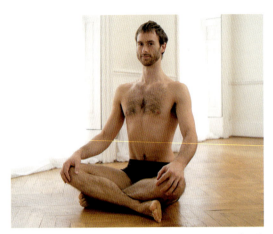

1. あぐらをかく。背筋を伸ばし、坐骨を床に押しつけ、お腹の内側が上がる感覚を得る。両手を膝に置き、肩を下ろし、首と肩とあごの力を抜く。

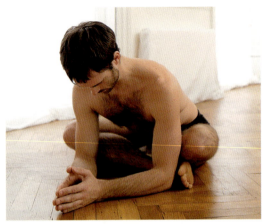

2. ここで重要なのは、単純に脊椎から崩れるのではなく、股関節をちょうつがいにして前傾し、脚に覆いかぶさることだ。前に倒れ、お腹をきつく引き入れる。坐骨を後ろの床に押しつけている感じがするはずだ。

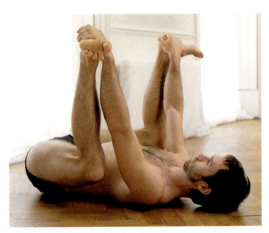

3. 仰向けになり、膝を胸の高さまで上げ、ベビー・ポジションになる。このとき手を膝に置いて、膝をロールして胸まで下ろすところから始める。お尻、仙骨、尾尾骨を床につけておくこと。これができると、狙い通りに下部脊椎とお尻にストレッチを感じるはずだ。骨ではなく、関節付近の肉の部分でワークをする。

下部脊椎が少しゆるんだら、腕を脚の内側に入れてかかとをつかみ、それからゆっくり膝を床の方に下ろす。もう一度下部脊椎とお尻の上部を床につける。

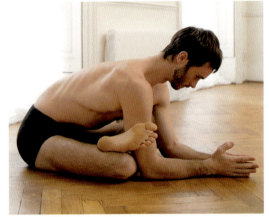

上級 これが簡単にできる人は、次のバージョンを試してみよう。足首を反対の膝にのせ、すねを交差させ、前と同じように股関節から体を前に倒す。できればすねとすねを重ねる。この状態も快適だと思えたら、膝を引き寄せ、すねの内側に収める。前傾すればするほど、上部大腿に感じるストレッチも強まるはずだ。

両脚を覆うように体を長くし、両側の股関節を開き終えたら、ロールして背中にのり、ベビー・ポジションをして、ストレッチを完了する。

ピュービック・リフト pubic lift

このエクササイズで運動の範囲を規定するのは、股関節屈曲筋だ。股関節屈曲筋は、腹筋を利用して体を股関節前面に傾けたり、股関節前面にスペースを作ったりするからだ。恥骨を上げる感覚と、仙骨をしまい込む感覚を混同しないこと。下部脊椎を伸ばすことを意識してほしい。

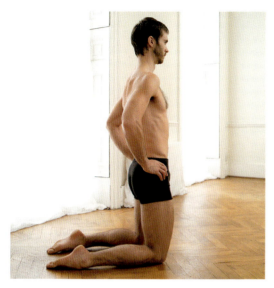

1. 膝をついたポジションになり、股関節の真下に膝を置く。ここで得たいのは、腹筋で恥骨を上げる感覚の一種だ。恐れずに自分の体の一部をつかみ、突き、保つことで、体のワークを感じ、発見しよう。

　お尻を引き締めて、尾骨を下にしまい込むだけなら簡単にできる。しかし、お腹と下部脊椎が関係することを示す方法がもう1つある。お腹を引き入れるのだ。

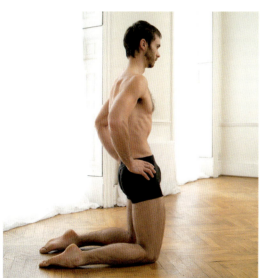
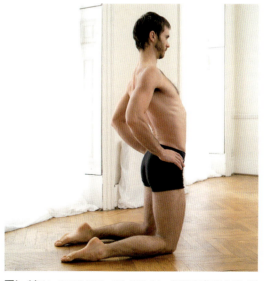

2. 腹筋をできるだけ引き入れて上げ、脚の間で恥骨が引き上がるようにする。最大21回、これを繰り返す。お腹を引き入れて上げるときに息を吸うと、深部まで腹筋を使うことができ、恥骨がさらに高く上がる。しかし、腹筋を引き上げるときに息を吐き、下ろすときに息を吸うほうが楽であれば、それでもかまわない。

正しくない　胸を突き出して軽くそらすと、股関節が同じ位置に留まり、骨盤も動かない。そうではなくお腹、とくに恥骨上部を引き入れよう。この感覚をつかめないときは、お腹を引き入れて上げるステップを繰り返す。練習をすれば、わかるようになる。

背中——あなたの後ろ側

背中は美しい。最もすばらしい構造である。32本の柱が完璧に積み重なり、頭を高く保つだけでなく、脊髄を保護し、体の前面を楽に動かせるようにしているのだから。

背中を正しく使えば、人体の随所でちょうつがいがうまく機能していることがわかる。腕が肩から垂れているので、首に緊張を感じることはない。背中から動かせば、手足はセンターに向かって優雅に、楽に引き込まれる。背中という見えない部位は、究極の強みになり得るのだ。

ところが、目は正面についているし、背中は後ろ側にある。そのため私たちは、自分の土台でもある背中を意識していない。背中は目に見えないから、意識にものぼらず、感じることもできない。感じることができなければ、背中の変化や使い方を意識できるはずがない。背中を「発見」するには、忍耐と練習という2つの道具が必要だ。

基本に立ち返る

いくつかゲームをしてみよう。まず、首の筋、胸の上部の筋、背筋を使わずに腕を上げることができるだろうか。ほとんどの人は上体の、コアの外側にある筋を使って上げる、引く、押す、固定するといった運動をする。一方、体はとても賢いので肩甲骨の間に筋があり、それが肩甲骨を背中に引き下ろすことで腕が上がるようにしている。この説明の何が重要なのだろうか。例えば首の痛みや頭痛があるとき、それは上背部と首の緊張が原因であることが多い。つまり、上背部と首が緊張していなければ、痛みもないはずだ。この簡単なエクササイズは、ストレスをためる場所に関して体を再教育するときの、最も基礎的なステップである。頭の周囲にたまるストレスが少なければ、それだけストレスも感じにくい。

両腕を頭の上まで上げ、上腕と胴でY字を作り、その状態を保つ。すると背中が強くなるにつれて徐々に肩が開き、上体で感じる緊張が減ってくる。こうなると、練習の効果も上がるはずだ。どのエクササイズも、おもな目的は体への意識を高めることだ。だから目的意識を持って取り組んでほしい。

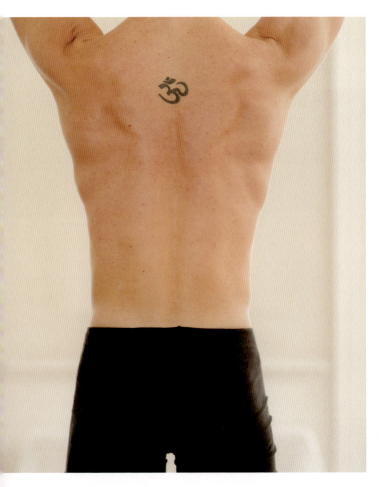

左 背筋を伸ばして立ち、両手を頭の上に置き、腕を動かして外側に伸ばす。肘を曲げたまま、外側に開く。自然に呼吸をしながら、肩が開き、上体から緊張が流れ出るのを感じよう。

エイプ・バック ape back

ヨーガには動物からヒントを得たポーズが多い。これは、サルを手本にしている。
前屈みになり、げんこつが床につきそうなほど肩の関節窩から腕を垂らし、サルのまねをしてみよう。
すると背中が開き、肩周りの緊張がゆるまる。

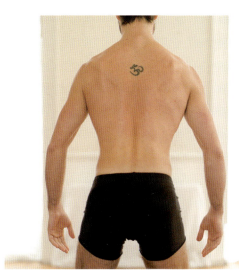

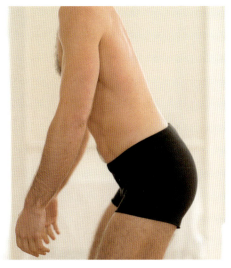

1. 体の力を抜き、股関節から曲げた膝の間に脚の重みすべてがかかるのを感じる。体が強くなり、開いた感覚が得られるはずだ。しかし、胸を落としてはいけない。頭と上体の重みがすべて下背部の筋にかかるからだ。

2. この写真は「サル」のポーズの「ぶらぶらした」特徴を捉えている。胸が落ちていないので、上体の重みがすべて、脊椎にそって走行する背筋全体、脚、そして股関節に均等に分散されている。

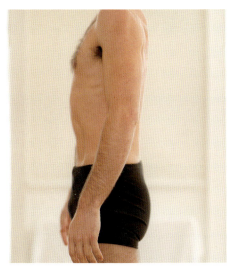

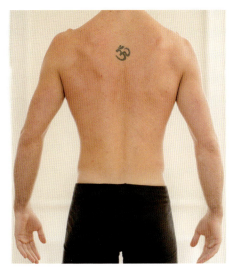

3. サルごっこから「ヒト」に変身するのは簡単だ。お腹を強く引き入れて上げると、その動きによって垂直な姿勢に引っ張られるからだ。むずかしいのは、肩甲骨の間から手まで、開いた感覚を保つことである。

4. 「サル」から「ヒト」に変身するためにお腹を引き入れて上げるとき、肩が縮むことはない。実際には背中が1本の長い直線となり、曲げたり、傾いたり、前屈みになったりすることなく、上に上がる。

胸を落とし、持ち上がるのを感じる drop the chest and feel the lift

胸を上げるとき、お腹はくぼみ、背中はアーチを描く。しかし、ほかの方法もある。
お腹のトレーニングに戻ってみよう。このエクササイズには脊椎周辺の筋を強化するほか、
背中の緊張や痛みをやわらげる効果もある。

1. うつぶせになり、恥骨と下部肋骨を床につけ、下部脊椎を長くし、腹筋を使う。肩甲骨を広げ、肘を上げて床から離し、引き続き肩甲骨を背中に滑り下ろす。胸と背中が開いた感覚をつかもう。

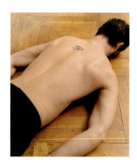
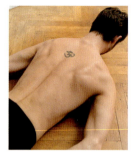

2. 次に首の後ろを伸ばし、肩甲骨を下ろしつづける(それほど動かないだろう)。強く収縮すればするほど、上胸部は上がる。胃を引き上げるときは、肋骨と恥骨を下ろしておくこと。息を吸って背中から胸を上げ、息を吐いてゆっくりと体を床に下ろす。

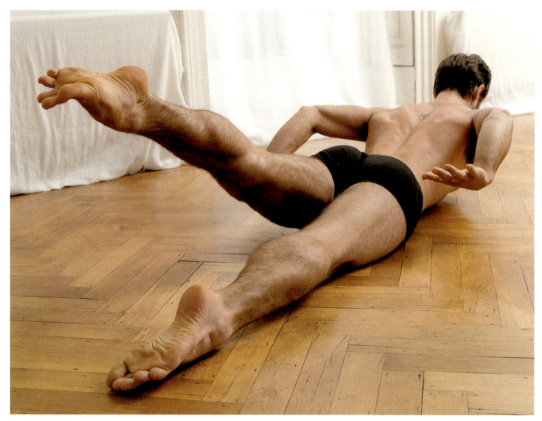

3. 肩甲骨の間にあって脊椎を取り囲む筋で体を持ち上げたまま、脚を交互に上げてみよう。お腹を床から離し、手のひらがいちばん高くなるようにしながら、腕を体と同じ高さまで(それ以上にはしない)上げる。

アーム・リフト arm lift

このエクササイズは立位でも座位でもできるが、
どちらの場合も鏡で動きを観察し、目で確認したほうがいい。
自分の感じていることに気づき、動き方をコントロールできるようになるからだ。

1. まず片腕で試すので、もう一方の手の人差し指の先端を鎖骨の端に置く。次に、指が上がるまで、腕を上げる。腕を上げるときに、肩甲骨が落ちるのを感じてみよう。

　片腕でイメージがつかめたら、両腕を使って試す。しかしよく観察し、上胸部または首も働くようになったら動きを止める。

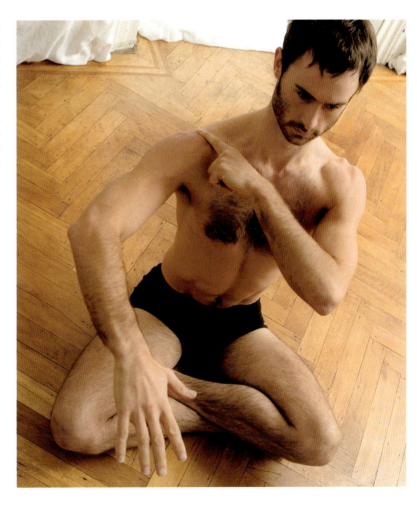

2. 腕を上げるときは、首と肩の筋をゆるめる。鏡を見て、腕を上げるときに頭と肩の間にスペースが現れるかどうかに気をつける。腕を下ろすときは、もう一度首と肩の力を抜き、緊張が消えるのを感じる。もう一方の腕も同じように上げて、練習する。

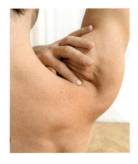
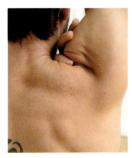

正しくない 首と肩で指先が挟まれたら、正しく動かしていない証拠だ。この写真では、肩甲骨が上がっているし、頭と肩にスペースができていない。これをごまかすと体の動きを感じられなくなる。動きをコントロールし、動き方を変えるには、感じるしかない。

ベーシック・バック・ベンド basic back bend

股関節の前面が開いたので、下部脊椎はお尻の間まで長くなっているはずだ。
今度は、股関節の上にある残りの脊椎をすべて長くしよう。
そうすれば、実際に背中を曲げなくても、バック・ベンドをしたことになる。

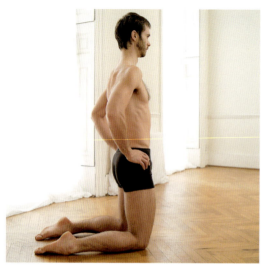

1. ピュービック・リフトのように、膝が股関節の真下に来るように膝をつく。手を腰骨にあてる。

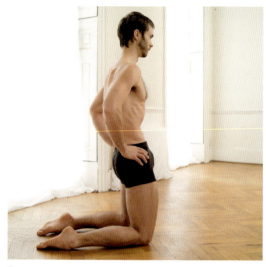

2. 腹筋を引き入れて太腿の間から恥骨を上げながら、脊椎を上げて、伸ばす。するとお腹は硬く引き締まる。この感覚を意識できたら、脊椎は保護され、長くなっていると思っていい。

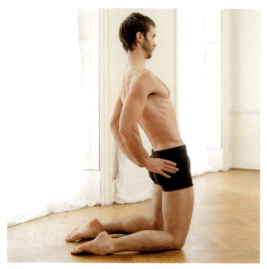

▶3. 両手を上胸部に置き、手のひらを体に押しつける。首の後ろ側を長く保つ。お腹と恥骨を持ち上げつづける。胸は後ろ下方ではなく、前上方に動いている感じがするはずだ。下部脊椎に圧や不快感があったり、腰だけが働いている感じがしたりしたら、股関節と太腿を開くエクササイズに戻ること。これらの部位が、まだ下背部の伸展を制限しているからだ。

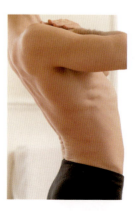

正しくない 恥骨を上げず、体を後ろにそらすだけでは、背中がたっぷり曲がっている割に、体は後ろに動いていないはずだ。

代案 バック・ベンドがむずかしい人は、手を使おう。親指を仙骨に押し入れ、ちょうつがいのようにして股関節を上げ、腕を使って背中を支え、背中が股関節から長く伸びるよう手伝おう。下部脊椎に痛みや違和感があるときは、ピュービック・リフトを練習すること。

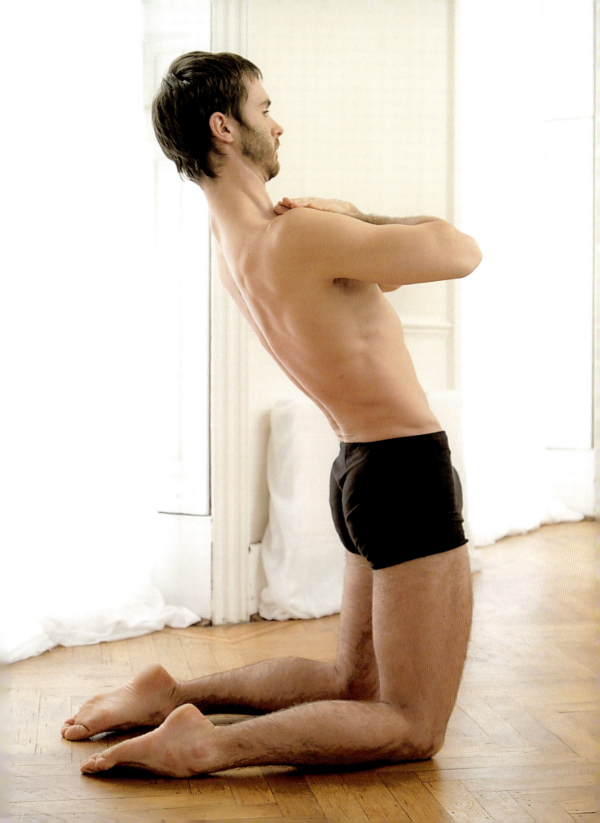

背中からお腹へ

自分の後ろで何が起きているかは、どうしたらわかるだろうか。背筋が伸びたとき、それを感じることはできるだろうか。鏡をちょうどいい角度に置かなければ、背中を見ることはほぼ不可能だ。しかしあなたには、いつでも見ることができる、うってつけの鏡がある。それは、お腹だ。立位でも座位でも、体の前面がどう動くかを見てみよう。以下の3つの例が示すように、背中の動きを見るための助けになるはずだ。

1. 脊椎がアーチを描く

まず、お腹、とくに下腹部が突き出ていることがある。試しにお腹の力を抜いて前に出すと、腰がアーチを描きはじめることに気づくはずだ（下の写真を参照）。

これは、お腹が腰を前に引っ張っているためで、背骨がこのように引っ張られた状態が長く続くと、下部脊椎にアーチを感じるようになる。これを解決するには、お腹を後ろに引き入れることだ。すると脊椎が後ろに動き、体重が体の前後で均等に支えられる。

2. 胸が高い

次に、肋骨を前に押し出してみてほしい。肩甲骨をきつく引き寄せると、普通はこのように胸郭が飛び出る。やってみたい人は試してみるといい。ここで肩甲骨を引き下ろすと、背骨が崩れる感覚があるはずだ。これは、胴が圧迫されているからだ。2の後ろ向きの写真は、このように目立って崩れた例を示している。これでは腎臓が圧迫されるため、心配だ。背中をまっすぐにするには、手を肋骨にあて、肋骨を手から引き離すといい。この動作をしながら胸を柔らかくし、上体を長くすると、中背部の沈み込みを引き出すことができる。

3. 股関節のバランス

一方の腰がもう一方より長くなり、明らかに腰のバランスがとれていない人をときどき見かける。このような場合、脊椎の片側がもう一方より長く、おそらくねじれているため、背中や腰の問題につながるといって間違いない。腰骨を水平にするには、上がっている側の坐骨を押し下げながら、ウェストを長く保つ。床にお尻をつけるか、正座をすると、床を伝って坐骨に意識が向くので、これらは最適のポジションといえる。

練習するときはこれら3つの原則を念頭に置くと、股関節のバランスがとれ、背骨が長くなったときの状態を見る方法がわかる。

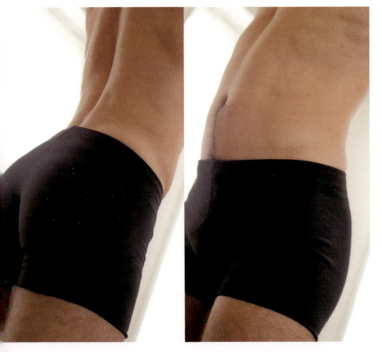

1. 背中とお腹 お腹が突き出し、股関節が前傾しているときは、腰がアーチを描いていることがわかる。腰痛の多くはこれが原因で始まる。腹筋を長くすることで、背骨を長くし、締めつけられて圧迫されている部位をリリースしよう。

背骨のバランスをとる balancing the spine

これら3つは、背中のミスアライメントのよくある例だ。
こうした背中のバランスの崩れは、前面の状態から察するしかない。
突き出た胸や膨らんだ腹などの隠れた危険に気づいたら、もっと深刻な症状はないか、注意すること。

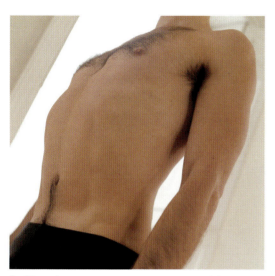

2. 前 胸が上に突き出ているときは、胸椎のカーブが強調されている。こういうときは胸を柔らかくし、お腹を引き上げなければならない。

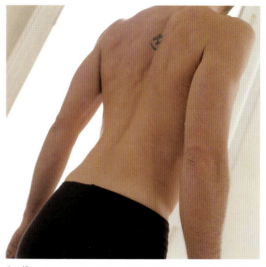

2. 後ろ 下背部のカーブで腎臓が締めつけられているところを想像すれば、この状態は直すべきだとわかるだろう。胸が飛び出しているときは、こうなっている。

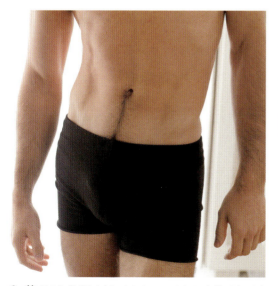

3. 前 体の片側が突き出し、ねじれているときは、脊椎の弧を反映しているだけである。まず、どちらの坐骨を引き上げるべきかを見つけ、それを床に押しつけてから、体全体に向かって引き上げる。

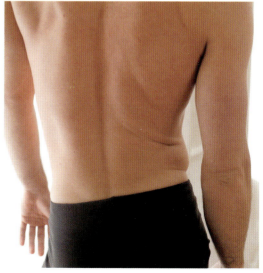

3. 後ろ 上の写真のように、ウェストの一方が他方より長いときは、背骨が崩れているか、反対側に曲がっている。坐骨を押し下げ、ウェストを長くし、背骨が一直線になるように引っ張らなければならない。

確実なグラウンディング

どれほど完璧に近い体にも、特に注意すべき領域が1つはあるものだ。本書を読み、自分の体がいかにうまく働かないかを嘆いている人は、次の2つのことを考えてみてほしい。1つは、あなたはここまで生きてこられたのだから、あなたの体はすでのかなり完璧な状態になっているということ。2つめは、どんなことにも終わりはなく、絶対に完璧にはなれないということだ。

体のバランスの悪さがどれほど強い影響力を持つか、意識しよう。バランスを欠いた肩や骨盤帯で1つの動作を繰り返すと、習慣的なパターンができあがり、やがて体はねじれ、崩れていく。あなたがそれに気づくのは、些細なことで体が反応し、「おかしな方向にひねったかな」、とか「ベッドから出ようとしたらおかしくなった」と思うときだ。

けれども、猫背やこぶ、アーチやねじれなどの症状があっても、長く、開いて、しなやかで、強い体になった例はたくさんある。つねに意識をとぎすまさなければならないが、それができれば自分の体、ひいては自分自身を本当の意味で知ることができる。

優れた理学療法士を見つけることをお勧めしたい。彼らは、習慣によってこわばった部分や柔らかくなった部分に気づく手助けをしてくれるからだ。また、本書と似たようなエクササイズも勧めてくれるだろうから、定期的に練習しよう。診断を受けて、エクササイズのリストをもらうだけでは足りない。エクササイズを実行しなければ、あなたが変わることはない。

変化しつづける

筋の使い方を変えよう。正しい姿勢からはずれているのは、筋の使い方が主な原因だからだ。あなたの体は石のように固いわけではない。限界を作っているのはあなた自身なのだ。

怖がらずに、理学療法士やマッサージ師の施術を受け、筋をゆるめてもらおう。体に投資すれば、長期にわたり体調を維持できる。自動車の場合と同じである。体の専門家(医師でも、理学療法士やマッサージ師でも)に自分の体を見てもらえば、自分の体の特徴に興味も持てる。しかし、どんな助言を得るにしても、自分の体で納得できるようにすること。

特徴があることを、誇りに思おう。あなたには自分の弱みを強みに変え、特別な存在になるだけの理由があるのだ。勇気を持って自分の弱みを見つけ、受け入れ、知り、愛することができるようになれば、股関節のバランスを整えること以上に素晴らしい何かを得るためのインスピレーションが舞い降りるはずだ。

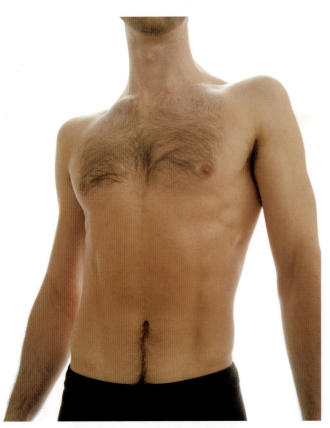

左 片足に体重をかける、ハイヒールを履く、前屈みの悪い姿勢で仕事をする。こんなことをしては、姿勢が悪くなるだけだ。長期的には脊柱が側湾したり、曲がったりするかもしれない。習慣をただし、体をコントロールするのは、今からでも決して遅くはない。

扁平足――平らな感覚 flat feet – flat feeling

足裏のアーチが崩れていたら、足のスプリングを効かせながら跳び回ることはできないだろう。
土台を正しい状態にしておくのは重要だ。
それができれば、体全体を支える安定した構造を得たことになる。

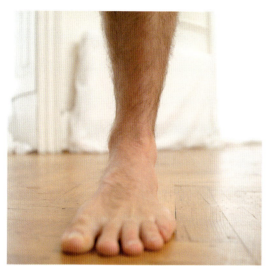

正しい 足首が足の中央にあり、つま先が広がることで体重が指の
つけ根とかかとに均等に分散されている。足がこう見えるときは、
扁平足と違い、自然なスプリングが効いている。足首を足の上にの
せるときのバランスと位置を見つけるには、ジミー・チュウのポーズ
を見てほしい。

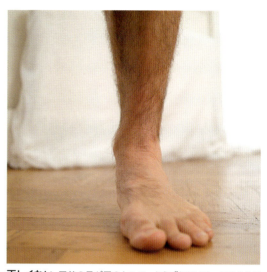

正しくない 足首の骨が足のセンターからずれている。このように
足首が崩れていると、アーチが落ちて扁平足になるだけでなく、
徐々に親指が足の外側に引っ張られる。すると最終的に膝の内側
に影響してX脚になり、脚を伝って股関節に影響する。

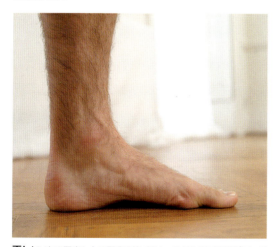

正しい 右の写真と上の写真を比べると、こちらの足の筋がアーチ
を支え、足首が足の真ん中にあることがわかる。たいていの人は
アーチがあるが、ない場合、大半のケースは足の筋のコンディション
を整えるとアーチが現れる。

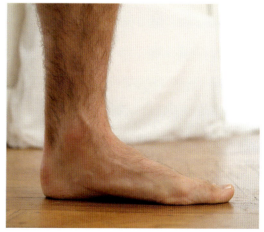

正しくない 上の写真を見ると、床と足の間の隙間が小さいことが
わかる。このように隙間が狭いと、上がったり弾んだりする感覚を
得るのはむずかしい。上がる力は、体が床に接する場所から始まる
ので、足が崩れているとあまり持ち上がらない。折に触れてジミー・
チュウのエクササイズをして、この状態を修正しよう。

足首、膝、股関節

まず足首から始めよう。鏡を見て、正直に判断すること。よく見てほしい。どの足首がどの写真に対応しているだろうか。

左右の足首の位置が異なってはいないだろうか。立っているとき、足は同じ角度で前を向いていないだろう。このアンバランスさは、足を踏み出す、歩く、走るたびに膝から股関節に影響し、ついには背骨にまで関係する。

アンバランスさを修正するには、鏡と足を使うほか、ある程度の集中力も必要だ。

膝

O脚でもX脚でも、足首と股関節の関係に注目すると、脚を長くすることができる。アーチが上がった状態を維持すれば、足首は崩れにくい。

ダウン・ドッグは膝と足首のワークにふさわしい。最適なポジションから膝と足首を観察できるからだ。足首を転がして足の位置を変え、股関節とかかとの関係を感じよう。

股関節：正しい位置を学ぶ

左右の脚の長さが違うと訴える人はたいていの場合、片方の股関節がもう一方より高い。決まった側の脚ばかり組んでいないだろうか。片方の股関節に体重をかけて立っていないだろうか。こうした習慣は、既存のアンバランスさを映し、強化することになる。この先一生、左右の坐骨や足に正しく体重をのせろと言っているわけではない。ただ、自分の体に意識を向ける必要があるのだ。

感覚に立ち返ろう。腰骨は水平か。本書の最初に解説した、股関節を開くシーケンスをやり直してほしい。

ジミー・チュウ

このエクササイズは、美しく、とてつもなくヒールの高い靴を作るデザイナーの名をとっている。落ちたアーチを元に戻すために考案された。かかとを上下しながら、すべてを直線上に保てば（やってみるとむずかしい）、足は目覚める。バランスを取るためにつかまってもいいが、できれば両手を腰に当て、体が上下するときにお腹が上がる感覚を得られるかどうか、試してほしい。足と自分の関係を意識できるようになるだろう。

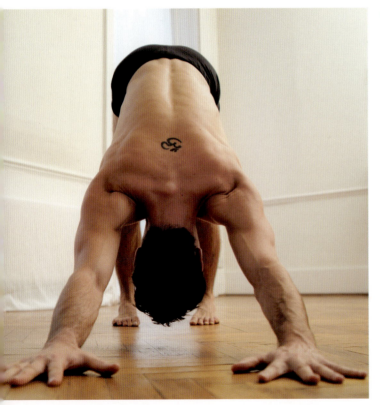

左 足と足首、膝の関係を調べたいなら、これらを正面から見られるダウン・ドッグは最高にいいポーズだ。このポーズでいろいろ試してほしい。足首を崩してから、足の真ん中に置いてみよう。そのとき、膝が直線の内外に動くのを感じるとともに、鼠径部の筋が使われているのがわかるかもしれない。このエクササイズに限らずどのポーズでも、どうしたら体が最もよく働くか、好きなだけ時間をかけて研究してかまわない。

ジミー・チュウ the Jimmy Choo

左の写真ほどかかとを上げられなくてもかまわない。
母指球を床に押しつけ、かかとが上がるのを感じよう。
それが感じられれば、正しい方向に向かっている。これは、基礎固めのようなものだ。

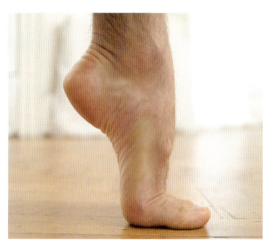

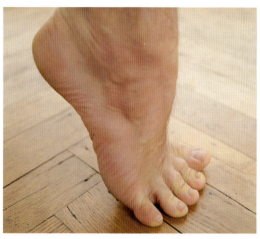

1. 足が股関節の真下に来るように立ち、両足を平行にする。かかとを上げて、つま先立ちになる（デミ・ポイント）。かかとが母指球の真上にくるように上げてみよう。足首が左右に落ちないようにすると、足が刺激され、アーチが伸びてまっすぐになり、足からかかとを通って膝、股関節まで強いラインが形成される。

2. つま先を伸ばして広げ、確かな土台を作り、そこを押し下げることでバランスを保つ。何度もかかとを上げ下げし、動作に慣れたら、かかとを上げるときに前傾せず、垂直に上げられるよう集中する。必要であれば壁に手をついてかまわないが、自分だけでかかとを上げると、足のアーチが直接刺激されるのがわかるだろう。

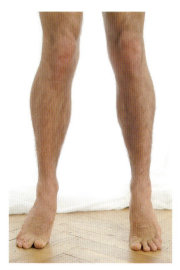

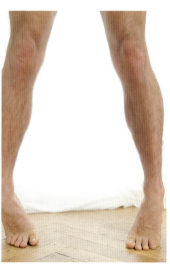

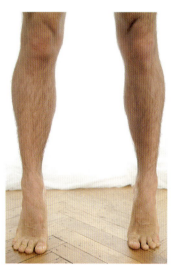

3. 足首が内側に崩れたら、小指を伸ばして足首を体の真ん中に保つ。

4. 足首が外側に倒れたら、母指球を床に押しつけ、親指を前に伸ばす。

5. 両足首が母指球の向こうまで行く人は、足首を前に押し、アーチに刺激を与える。

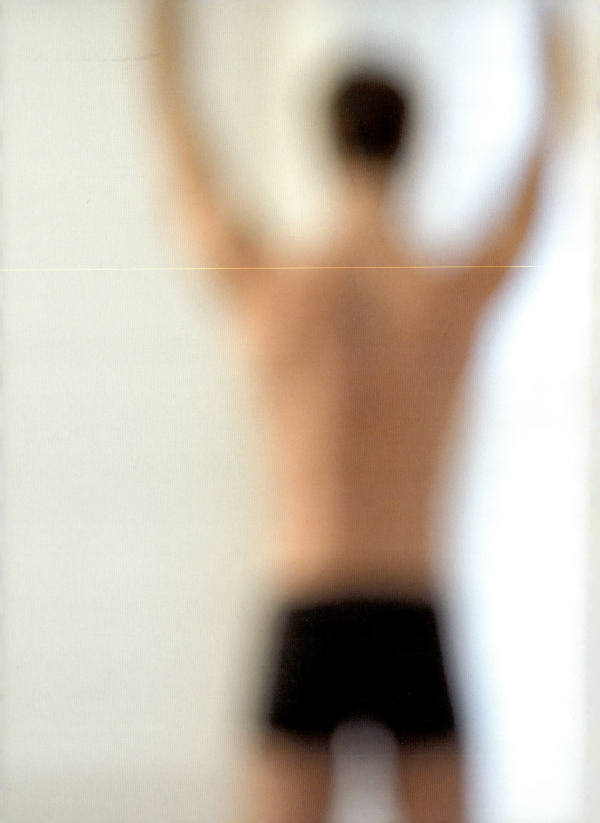

立位のポーズ

体のコアの強さのセンターがどこに置かれているかは、
これまでの章でわかっただろう。次は立位でエクササイズを始めよう。
なかにはむずかしいポーズもあるかもしれない。
楽なところから少しずつ行い、
ポーズを保つ時間を徐々に長くしていけばよい。

立位のスタート

ここまで読んで、コアの強さを感じ、使う方法がうまくつかめたと思う。自分の体を支え、ウォームアップをし、動き、何より体が喜んでワークするのを感じることができるようになっているはずだ。今度は立位のポーズで体を鍛えよう。

最初に伝えたいのだが、これらのポーズが体に要求することは、不自然に感じられるだろう。しかし、体の周囲の流れという考え方を思い出してほしい。コアの強さを使って体を支えるとき、あなたは体をポンプとして使い、エネルギーの流れを増やすことになる。だからこの章のポーズは、個々の形やポーズをよく見ることと、ポーズ同士を流れるようにつなぐことの2つの視点からアプローチしよう。

各ポーズを最も強く感じるところについて解説したが、何より大切なことは写真をよく見て、自分の脳に理解させ、それを自分の体に伝えることだ。このとき鏡を使うといいだろう。間違った感覚はない。この瞬間、そこにいるのはあなただけだ。注意深く写真を見て、本文を読んだら、自分の動きがしかるべき効果を上げているかどうかを判断するための情報は十分に得られる。1つのポーズを完全に感じるのは、練習を積み重ねたときだけだということは、覚えておいてほしい。

流れるような動き

立位のポーズは、次から次へと流れるように作られている。本書をざっと読めば大きな絵がつかめるが、あなた自身が小さなピースからできているように、シーケンスも小さなポーズの集まりである。第1章でコアとのつながりを持つことを楽しんだように、シーケンスをつなげることも楽しんでほしい。

体のどこかで何かを感じはじめたときは、立ち止まり、試し、気づくことを恐れないこと。本当に気持ちよく感じたときは、体がワークし、流れ、重力に負けていない感覚を楽しんでほしい。ポーズがむずかしいときは、代案を試すといい。ポーズが簡単に思えるときは、時間を長くし、さらに深く、遠くに広げること。不快感があるときは、コアが正しく働いているか、アライメントと柔軟性に素直にしたがっているかどうかをチェックすること。ポーズをして痛みを感じるときは、それ以上続けないで、解説と写真を注意深く読み直してほしい。けがの大半は、体の声を聞かず、感じず、素直にならないときに起きている。

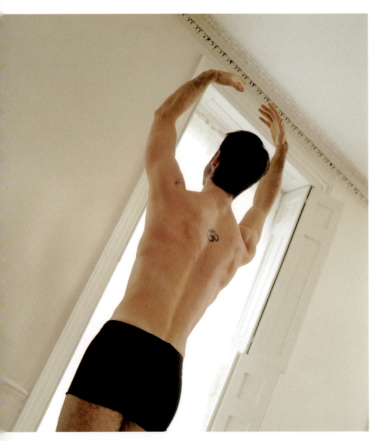

左 立位のポーズに進むときは、感じる力を土台にして、コアの強さを使うこと。解説を読み、写真を見たあとは、ポーズの練習をするときに体の声を聞くこと。

右 1つの立位のポーズから別のポーズへ移るときは、エネルギーの流れを意識し、コアの強さを利用して流れを強めること。練習の効果が上がるだけでなく、練習が楽しくなる。

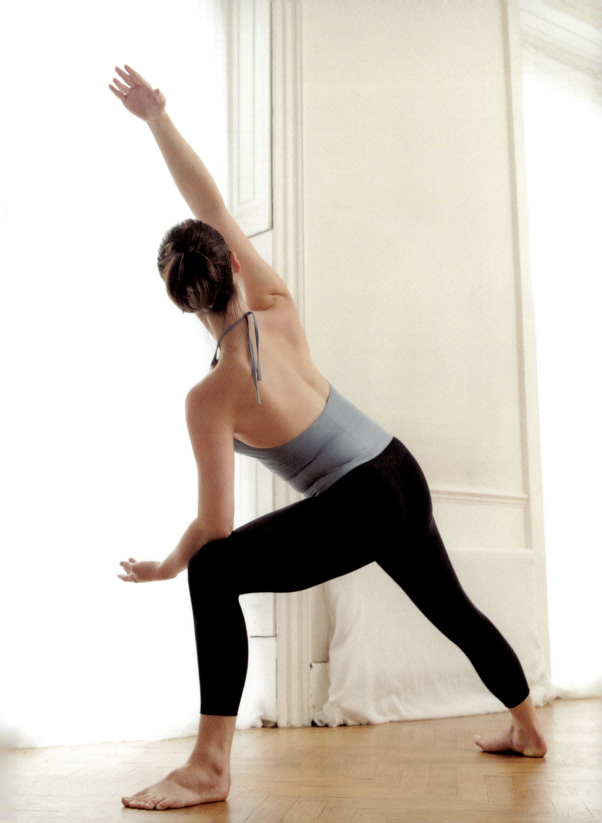

ランジ lunge

このポーズを好きになろう。このポーズの中には無数の可能性があるが、どれも恥骨を上げることと、太腿から伸展することで、静止した状態を保っている。つま先立ちになった後ろの足のかかとは、足裏のアーチを刺激し、それにより股関節が開く。かかとをあげて、太腿をもとに戻す。

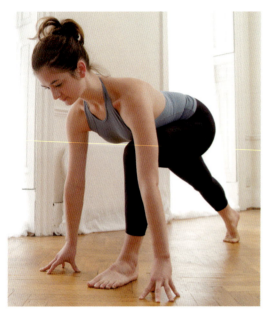

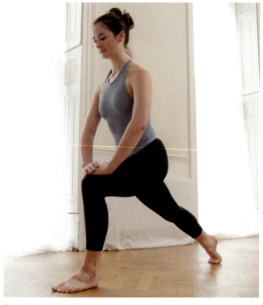

1. 足をそろえて立ち、体を伸ばしたまま前に倒し、指先を足の横の床につける。ルック・アップの姿勢で、胸を上げてから、片足を後ろに伸ばす。片膝を前に、もう一方の膝を後ろに押し（一方向だけにするとわかりやすい）、後頭部とかかとまでの長さを感じる。

2. 上の写真のように、両手を膝に置く。恥骨を上げることに全力を出し、後ろの足のかかとを上げて股関節を開く。腕は下ろすが、肩甲骨も下りているだろうか。これは簡単なオプションなので足が疲れたときや、お腹をサポートしたいときは、ここでやめる。

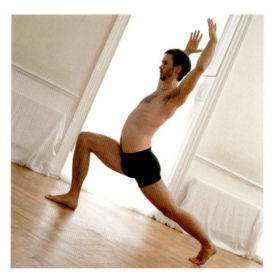

▶**3.** 肩甲骨を使って両腕を上げ、首と肩の自由な感覚を取り戻す。胴は立位とまったく同じように感じなければならないので、両脚で優雅に、姿勢よく体を支える。脚に力があればあるほど、股関節と体が上がる感じや開く感じも強まる。

◀**正しくない** 前側の太腿の位置が低いので、全体重が股関節と太腿ではなく、下背部にかかっている。突き出たお腹は、背骨のアーチが強すぎる証拠で、この状態を長く続けると間違いなく痛みが生じる。後ろの足にも注目してほしい。股関節と足首の両方を開き、快適な状態を保つこと。

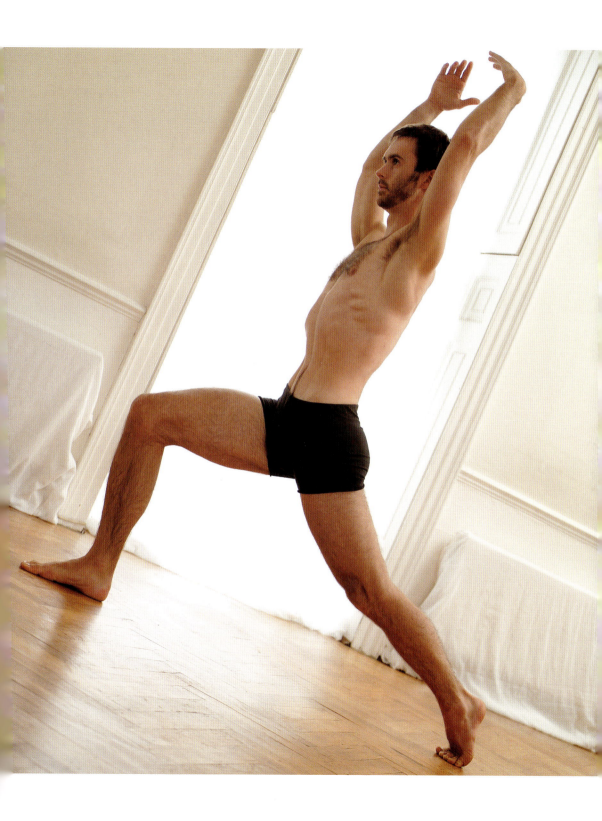

ペルト・バトック・ウォリアー（小粋なお尻のウォリアー）
pert buttocked warrior

このポーズはランジから続けて行おう。フル・ランジのポーズから、両手を肩の高さまで下ろし、顔を正面ではなく横に向ける。このポーズは、股関節を広げ、脚と膝を鍛え、コアをこれまで以上に強化するのに役立つ。

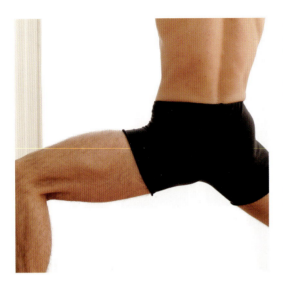

▶**完全なポーズ** ランジから、後ろの脚のかかとをロールして床に下ろし、股関節もそれに従わせる。前側の膝と股関節の位置を同じに保つと、水平にターンしてペルト・バトック・ウォリアーになる。小粋なお尻と名づけたのは、恥骨が上がり、太腿の筋が後ろ側にロールしているからだ。背中側から撮ったこの写真を見ると、恥骨を上げたために背骨が長くなっていること、股関節が水平なこと、背中が広いことがわかる。肩甲骨は下がり、首が自由なことに注目してほしい。

◀**クローズアップ** これはお尻のクローズアップ写真だ。恥骨を上げ、太腿を後ろ側にロールすると股関節にどう影響するかを、しっかり感じ取ろう。お尻に両手をあてて、この働きを感じてほしい。このポーズくらい力強いと、どれほど頑固にかたまった股関節でも開かないはずがないこともわかるはずだ。お尻をきれいな形にまとめるためには、膝の角度が多少悪くてもかまわない。股関節の固さを感じ、そこを開くほうが、それを知らずにポーズの完成を目指すことよりはるかに重要だからだ。

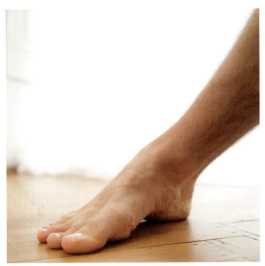 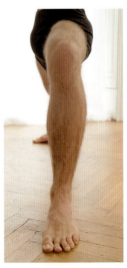 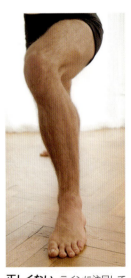

クローズアップ 繰り返すが、後ろ側の足はとても重要だ。ランジで後ろの足を刺激したあとは、足首が上がった状態を保ちながら、かかとと母指球を下に押しつけなければならない。こうすると、前側の太腿だけでなく両脚で体を支えているという感じを得られるからだ。後ろの脚の筋を使えば使うほど、足と鼠径部のつながりを感じやすい。後ろの脚の筋を使い、グラウンディングしてみよう。後ろの足のアーチを使うと、後ろの脚のサポートを感じることができるようになる。

正しい 親指から膝、股関節にかけての長いラインに注目しよう。股関節が水平なまま、片側に向いていることにも気づいてほしい。このポーズでは、体を水平にすることで、股関節の柔軟性が高まり、コアが強化され、膝関節にも効果が出る。

正しくない ラインに注目してほしい。前側の膝の内側に圧がかかり、すねの外側を強く働かせなければならなくなっている。足のアーチも小さい。後ろ側の股関節が前にロールしているため、股関節はたいして開けていない。

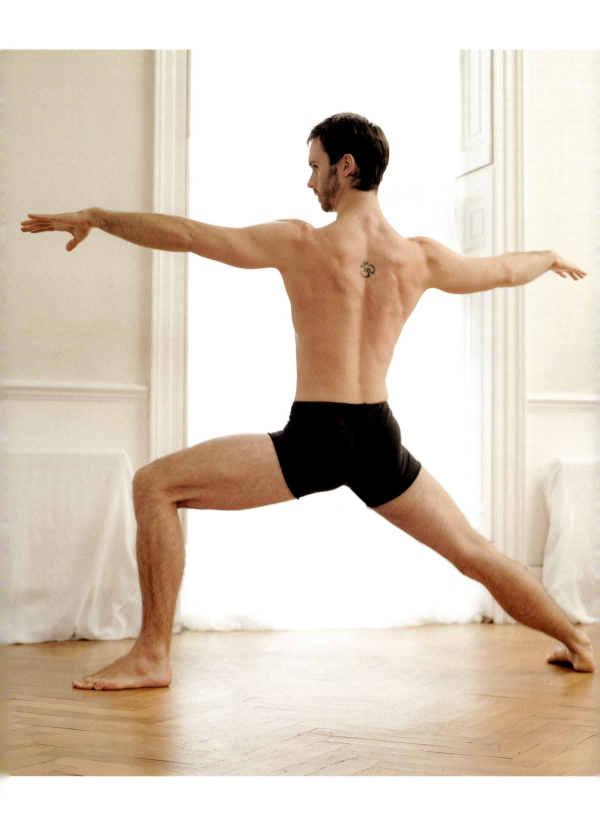

サイド・ランジ side lunge

このポーズでは、前側の脚はランジからポジションを変えない。体を前側の脚の周りで動かすだけだ。いくつもの筋が一緒に働くとき、それらの筋が体を長く、垂直に保っていることや、両脚からの反対力によりバランスのとれた安定性がもたらされていることを感じるだろう。

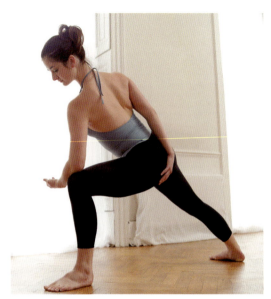

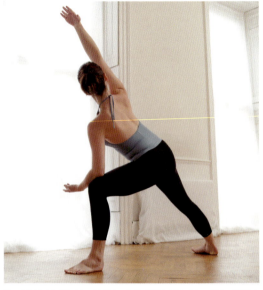

1. ウォリアーから、曲げた膝のほうに体を傾ける。肘を膝にのせるが、両側のウェストの長さは保つこと。お尻に当てた手で坐骨を後ろに引っ張り、膝は前に押す。

2. 単純なサイド・ランジでは、上腕が鼻に触れるところまで腕を上げる。頭からかかとまで長いラインができることと、背中が広いことに気づいてほしい。肩甲骨は下ろしたままにし、後ろ側の脚は長くする。初心者は、この段階でやめること。

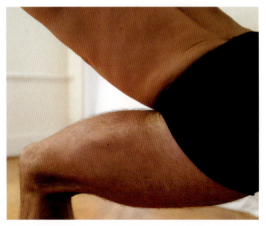

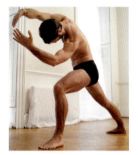

クローズアップ ウェストの脇の長さが、背骨の長さに反映されていることに気づいてほしい。前の脚は前に押し、後ろの脚は後ろに引いていることで、股関節がちょうつがいになると同時に安定し、反対に働く2つの力が互いにバランスをとり、静止した状態をもたらしている。お腹を太腿から離しておくことも忘れずに。

正しくない 腕を上げてがんばっているが、あちこちで体が崩れている。太腿とウェストが作る角が鋭角でないため、体を前に倒すために背骨を曲げている。そのため、曲がった背骨の周囲にある小さな筋で体重を支えているのだ。

▶**3.** 左腕を頭上に上げ、肩をゆるめて下ろしておく。上から撮影した写真を見ると、このポーズが気持ちよく感じられる理由がわかる。後頭部からのラインを見てほしい。床からラインが伸び、背中を広くして引き離しているように見える。腕と耳に隙間があるのは、頭に力が入っていない証拠だ。

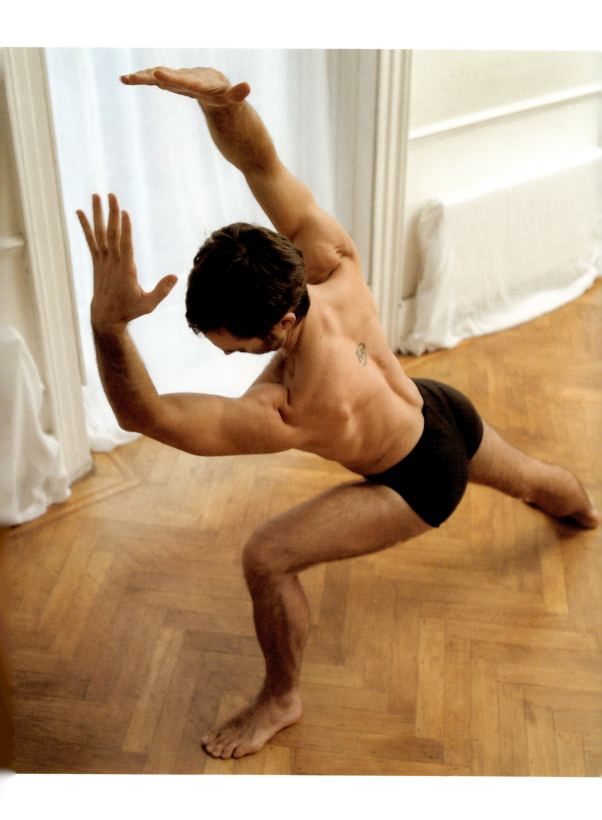

サイ・ランジ thigh lunge

サイド・ランジから、体をターンして前の足のほうに向ける。体重を前側の脚と後ろ側の脚の両方に等しく分散させる。このポーズはニー・トレンブラーと呼ばれる。前側の太腿に体重がかかるため、太腿が疲れると膝が震えはじめるからだ。

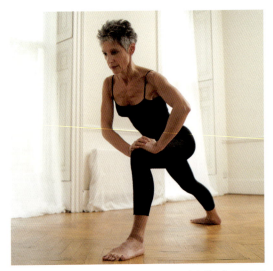

1. 後ろの足のかかとを床に平らにつけると、内太腿と後ろ側の脚を意識することになる。手と腕も胴を支えるのに役立っているが、お腹を引っ込めて上げておくこと。体が崩れないよう、お尻を外に突き出す。初心者はここでやめてよい。

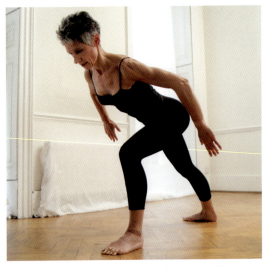

2. 両腕を鳥のように後ろに持っていくが、あなたの翼ともいえる肩甲骨は広げ、背中を開く。体を締めつけようとしているわけではないので、肩甲骨を引き寄せて腕で「はばたこう」とすると、首が緊張するだけだ。

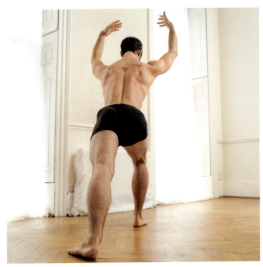

クローズアップ 背中側から見た写真には、このポーズのエッセンスが詰まっている。背中が長いので、前側も長くなっているはずだ。後ろの足のかかとから体を前に傾けるが、つねに体は自由に動けるようにし、前側の膝と股関節で曲げるようにする。

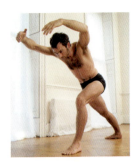

正しくない 上背部が崩れているので、下部脊椎のほうに体重がかかっているだろう。背中に重みを感じたら、胸を上げてお腹を引き入れ、太腿を軽く使っていく。肩が耳の近くにあることにも注目しよう。肩を下ろし、首を長くする。頭から足まで長くすることを忘れずに。

▶**3.** 両腕を頭上に上げる。首を長くし、肩甲骨を下ろし、首がこわばらないようにすること。お腹を引き上げて、下部脊椎を長く保つのに役立てる。さらに、体全体に長く、まっすぐなラインができていることに注目しよう。膝を離し（一方は前、もう一方は後ろへ）、背中を使って体を安定させる。簡単な課題を出そう。お腹を使って、浮力を感じることはできるだろうか。

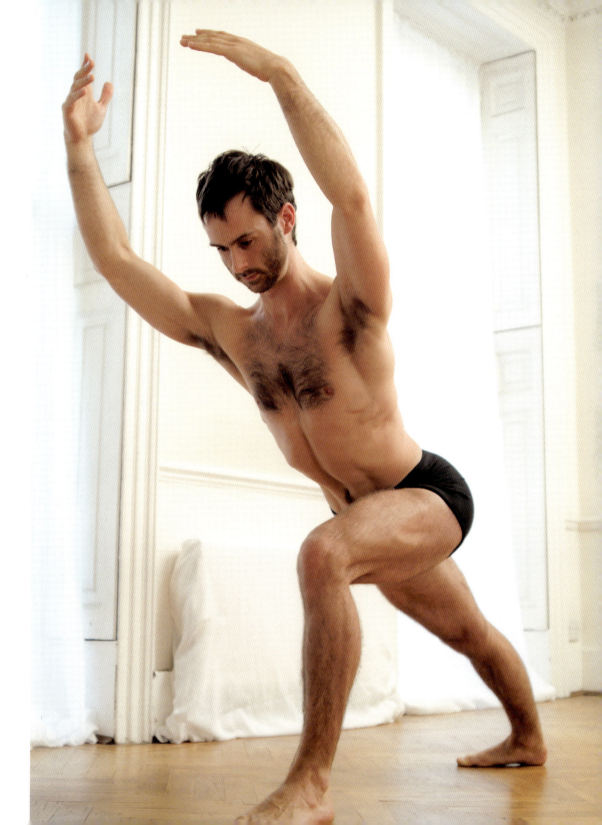

ドッグ・スプリット dog split

このポーズ(ダウン・ドッグとスプリットの組みあわせ)は、実はとてもむずかしい。とにかくポーズをやってみるといい。後ろの足のかかとから、上げた足のつま先までストレッチすること。実際、この体勢になってみればかなり楽しい。

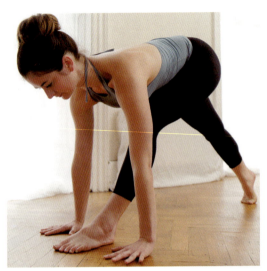

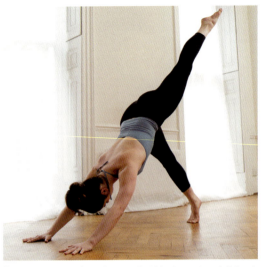

1. サイ・ランジのあと、両手を床につき、脚をまっすぐ伸ばす。やみくもに膝を押して伸ばすのではなく、かかとを押し下げて、お尻を上げるのだ。床に対してスペースと、上げる力を作り出す。簡単な課題を出そう。両手の間にある足を上げることはできるか。

2. 上の写真はドッグ・スプリットの典型例である。ウェストからつま先まで長いラインを描くところまで脚を上げるのだ。脚を上げるときは、お尻を引き締め、股関節を長くする。下側の足ごしに足首を見てみよう。親指、かかと、膝、腰骨までラインができているだろうか。初心者は、ここでやめること。

正しくない この写真はよくある間違いを示している。胸が柔軟ではないため、肩を開いて腕を正しいポジションに置くのがむずかしいのだ。後ろの脚を高く上げようとするあまり、股関節が上がっているので、後ろの脚がまっすぐかどうかがわからなくなっている。頭が上がっているので首が緊張し、後ろの脚のかかとが下がり、さらに姿勢が崩れている。

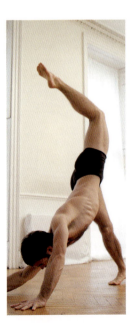

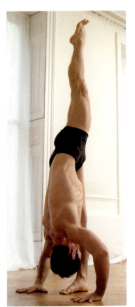

▶**3.** 両手の下に床を感じ、手首からつま先までを使って押し下げる。肩を固定して水平にし、耳から離す。股関節は水平になり、肋骨は軽く収縮するはずだ。

◀**上級** スプリットができないうちは、この上級編を試さないこと。スプリットができる人は、後ろの足を跳んで前に持っていき、かかとを固定し、股関節前面を経由してできるだけ伸展する。お尻を太腿で上げると(腕で上げると体を締めつけがちなので、腕では上げない)、腹筋がサポートしてくれる。頭と力を抜いた首を重りにして、脚を引き上げてもいい。

立位のポーズ

プレス・アップ press up

このポーズは力学的な特徴のために、いつやってもむずかしい。スタッフ・ポーズとも呼ばれる。
体は胴の筋で長く保たれ、とくにこのポーズでは背筋を使う。
肩甲骨が肋骨から飛び出す場合は、まず簡単なバージョンを完成させよう。

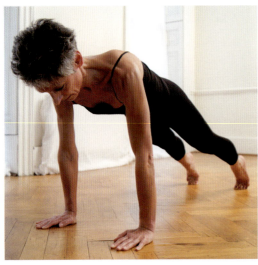

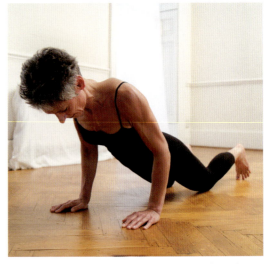

1. ドッグ・スプリットから、このポジションにもっていく。胸を床から離して高く押し上げ、恥骨をお腹に引き上げる。すると、床から離れた姿勢が保たれる。体を低くするときは、肘を曲げるだけでいい。ほかのことはしない。

2. 肘を曲げて体を低くするときは、肩甲骨が上がらず、胸がまだ床から離れていることを確認する。肩と胸ではなく、お腹と背中でこのポーズを感じるのだ。始めたばかりの人は、両膝を床につけておく。

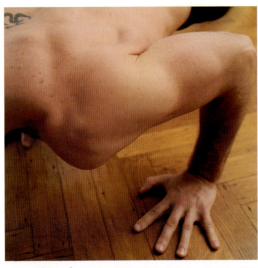

正しくない これは頭で主導した例である。頭を動かすと、体全体が動いたような気がするものだ。このポーズで最も重要なのは体を低くすることだと思う人が多く、そのためにすべての統合性を犠牲にしてしまう。だから肩が崩れ、胸が体重を支え、張り出した肘が、背中の強さから腕を分離し、胴にしまりがなくなるのだ。

▶**3.** この写真より腕を下ろさずに、肩と肘のラインを保つ。これ以上低くすると、胸が締めつけられ、肩の安定性が損なわれるからだ。このポーズでは、体のどこかが締めつけられてはいけない。むしろ胸、肩、背中を積極的に開こう。

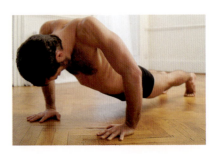

クローズアップ このポーズでは、背中があなたの強みだ。肩甲骨をしまい、互いから引き離し、背中を使うのである。肩と、首に至る筋を見てほしい。ほとんど緊張していない。

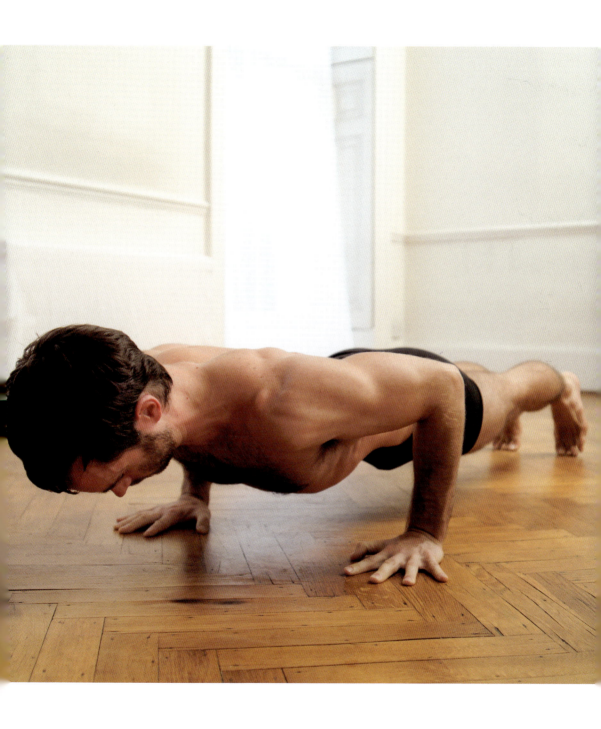

アップ・ドッグ up dog

プレス・アップを理解すればするほど、アップ・ドッグは楽しくなる。
プレス・アップでは背中でワークをしたので、胸と肩を開いたままこのポーズになるために、どこから上げたらいいかがわかるはずだ。

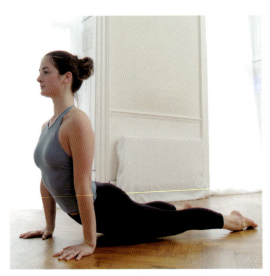

1. 両肩が広がるのは、背中の内側でワークし、胸が開くようにするときだけである。お腹が引き上げられていることに注目しよう。腕、肩、背中の筋で体重を支えるのではなく、肘を開く。

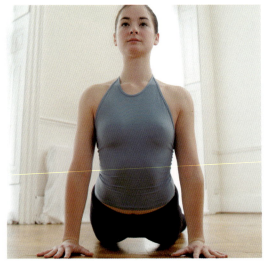

2. 太腿を床から離して上げる。両肩を広く離すが、肩からお腹まで"V"字にたどると、腹筋が引き入れられ、恥骨が上がり、太腿が床から離れているのがわかる。

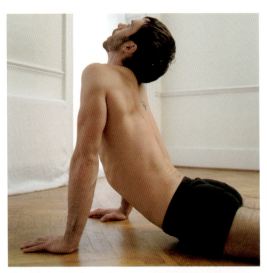

正しくない どこが間違っているかわかるだろうか。首が長くないからどこかおかしいのだ。このポーズでは胸と肩を開かせたいのに、それらが狭まって前に出ている。太腿は床につき、下部脊椎をまったく保護していない。

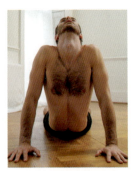

正しくない 何の支えもなく頭をそらしているので、頚椎が圧迫されている。胸が開いていないし、腕のポジションを見ると背中を使って体を持ち上げられないであろうことがわかる。手首を肩の真下に置き、床を押して体を引き離そう。

▶**3.** 背中の広さを見てほしい。肩甲骨を背中に収め、最大限に広げ、頭をその上にちょこんと乗せる。背中に赤みが差しているのは、かなり伸展している証拠だ。肩甲骨を使って体を上げて、お腹を引き入れ、脚を強くし、下部脊椎を守ろう。

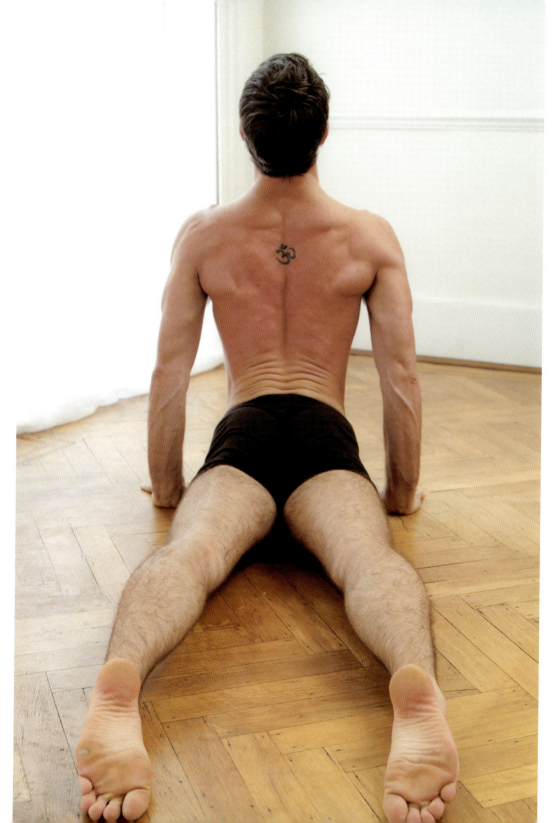

53 立位のポーズ

ダウン・ドッグ down dog

このポーズはむしろボトム・アップと呼びたい。
坐骨が上に来ると、下部脊椎が伸び、腹筋が引き上がって背骨をサポートするからだ。
このポーズは逆V字と呼ばれることもある。写真を見ると意味がわかるだろう。

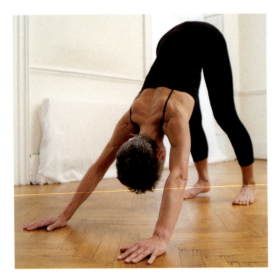

◀ **1.** ダウン・ドッグは簡単ではない。私たちは何にしても体をせばめる傾向があるうえ、とくに体を奇妙な角度に曲げて脚が苦労しているときは、その傾向がある。アップ・ドッグからダウン・ドッグに続けるには、お腹を引き上げ、つま先を返し、手首からお尻まで押し上げればいい。この写真では、アキレス腱とふくらはぎがまだ硬いために、かかとはまだ床についていない。しかし肩甲骨の間は広く、しかも頭から離れている。足首をしっかり見ること。親指から腰骨までラインができているだろうか。足のアーチは使われているだろうか。

▶ **2.** 背中と肩の内側がほとんど緊張していないことに注目してほしい。首は楽に下ろし、肩の間はできるだけ広くする。つまり、背中の内側のスペースや自由を犠牲にして胸を伸展することはない。背中を広くし、肩甲骨を開き、肩を耳から離す。両手を肩幅より広げると動作が楽になるので、やってみよう。背中の広さを使って、胸を開く。

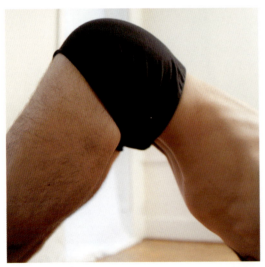

クローズアップ お尻を突き上げながら、かかとを押し下げ、腹筋を引き上げつづけてみよう。坐骨を天井の近くまで上げると想像する。すると手にかかる重みが軽くなり、背骨が長くなり、ハムストリングスが自由になる。

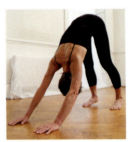

正しくない 上の写真は悪い例を示している。背中の大きなカーブに注目してほしい。これでは逆Vではなく逆Uである。首は長く、垂れているが、肩は緊張している。このポジションでは、手首にさらに重みがかかる。ところが左のクローズアップを見ればわかるように、体重の大半は股関節で感じるべきなのだ。かかとは気にしなくていい。お尻を上げて、背筋を伸ばすこと。

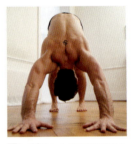

正しくない 上の写真は強そうに見える。上背部、首、肩がしっかり使われているからだ。しかし、肩甲帯はとてもせまい。肩の間の距離は最少である。これでは開いたポーズとはいえない。筋の見た目ではなく、締めつけ具合に注目しよう。

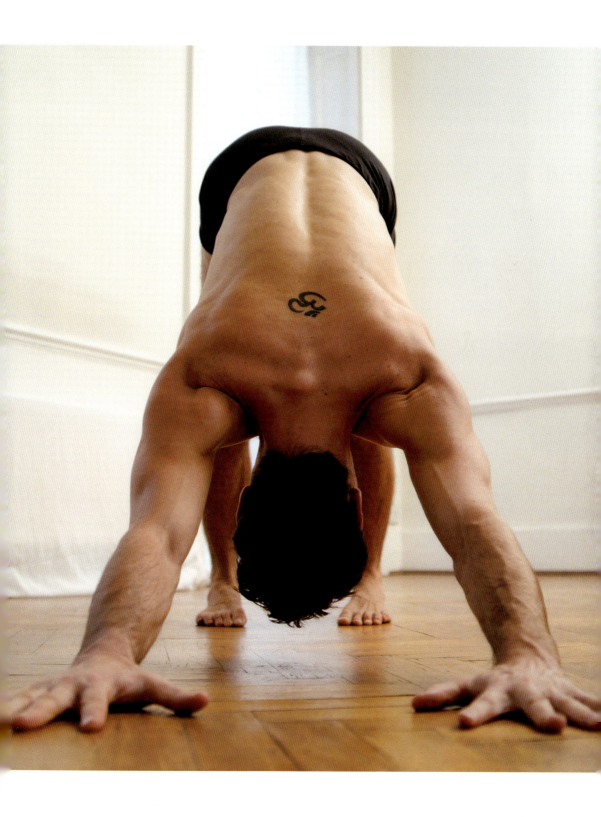

ジャンプ jump

ジャンプはダウン・ドッグとフォワード・ベンドをつなぐポーズだ。どんなジャンプでも、跳べる自信を持つまではむずかしいものだ。だから、体が自然にジャンプさせてくれると信じられれば、このポーズはもっと簡単になる。爆発する、飛ぶ、お尻を空中に跳ね上げる――そうすれば、着地は重力が助けてくれる。

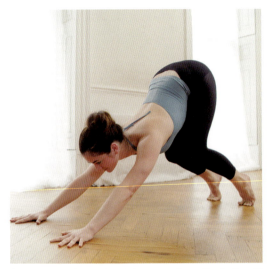

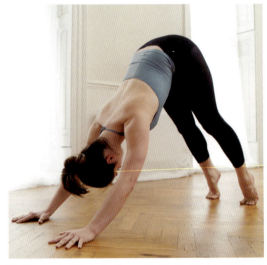

1. ダウン・ドッグから、膝を曲げて、お尻を後ろに押し上げる。脚の筋が働きはじめたのを感じるはずだ。体を巻き上げて、できるだけ手から離す。お腹を引き入れ、背骨を長く保ち、かかとを高く上げる。

2. 脚をまっすぐ押し上げ、どこまで高く飛び上がれるか考える。かかとをあげ、お腹を引っ込める。お腹がどこに行ったのかを目で確かめる。ばからしく聞こえるかもしれないが、こうすると床から高く引っ張られ、上がった感覚をつかみやすくなる。

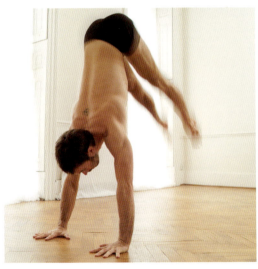

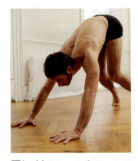

3. 手と腕をしっかり伸ばす。これらは、前に跳ねるときに体を支える支柱になるからだ。腕を強く保てば、体が崩れにくい。背中を巻き上げたポジションから、脚をまっすぐ上に押し上げ、できるだけ高く跳ぶ。

正しくない このポジションからは、怖がっていることがわかる。背中は丸く、肩は内側にロールし、体はもう手の方に向かっている。背骨が長くなく、腕が強くなく、太腿がカールして跳ぶ準備ができていないときに、ここから高く跳べるはずがない。前方に跳ぶ前に、まずその場で跳んでみよう。

▶**4.** この写真は、足を床につけるときを示している。まんなかで体が折れたように見える。脚をつま先まで伸ばし、上にジャンプするときに解放された感覚を得る。お腹を強く引き入れ、いつまでも浮いていられるような気にさせる。手の間に足を着地させるよう狙い、次ページのフォワード・ベンドの準備をする。このポジションには強さとバランスと柔軟性が必要で、それらが備わっていれば、体はイメージ通りに動き、跳んでくれる。

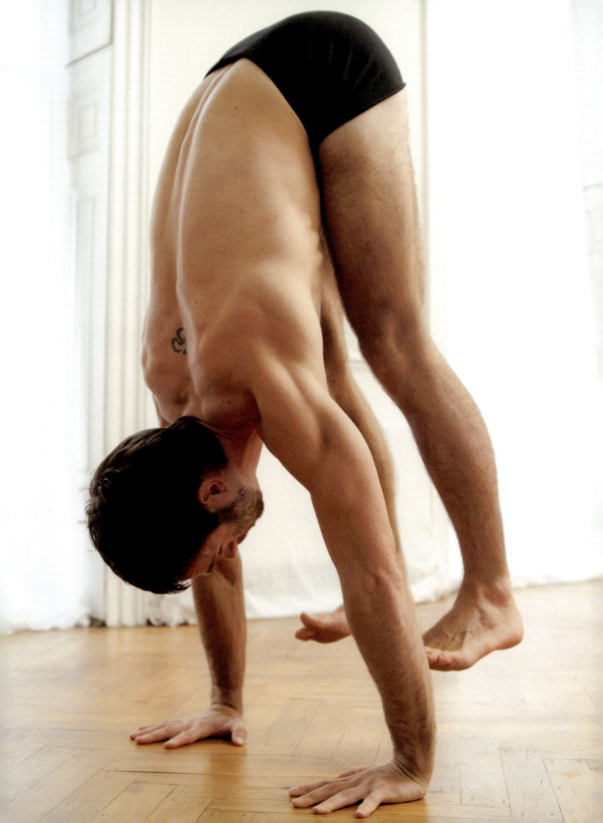

フォワード・ベンド forward bend

ジャンプから着地すると、ほぼこのポーズになっている。
股関節をちょうつがいとし、脚の裏側と下背部を頂点から長くする。
とにかくかかとを押し、お尻を持ち上げればいい。それくらいシンプルなのだ。

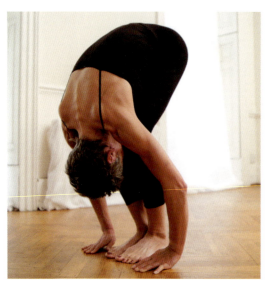

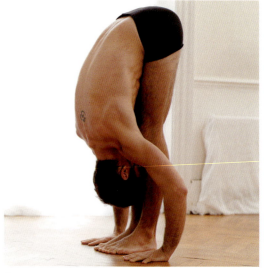

1. フォワード・ベンドでは、脚をまっすぐ伸ばさなくてもかまわない。つねに胸を太腿につけ、下部脊椎の長さを最大に保つこと。お腹を引いて太腿から離し、下部脊椎を伸ばしやすくする。次に、かかとを押し下げて、お尻を上げる。膝が楽に伸びないときは、膝を押さなくていい。膝を押しても、上部大腿のワークを奪うだけだからだ。

2. 脚をどれくらいまっすぐ伸ばせるかに関係なく、股関節を完璧にちょうつがいのようにすることを目標にする。脚を後ろに押してしまうと、膝関節が、膝が最も効率よく働くポジションを超えてしまう。体重を膝裏ではなく、股関節で保持できるようになろう。頭は力を抜き、お尻を上げておく。

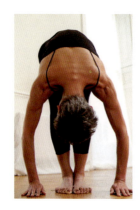

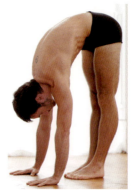

正しくない この写真を見て、肩を頭から離すことを思い出してほしい。背中を広くすること。頭を低くしようとするあまり、間違った筋を使い、本来努力して意識すべき股関節から気がそれることはよくある。脚を使って前に行こう。脚のほうが腕より大きく、股関節に近い位置にある。

▶**3.** フォワード・ベンドがやさしいと感じる人は、上体の均衡を崩し、腕を上げてみよう。腕の支えがなくても、背中を広く、脚を長く保ち、胸を太腿につけていられるだろうか。お腹を引いて太腿から離しつつ、頭と胸を脚に押しつけるのだ。太腿とお腹を使っている感覚を得ると、股関節が強化され、ひいてはストレッチが深まる。

正しくない この写真はとても体が柔らかく見えるし、手は床に触れている。しかし、そのために脊椎が曲がっていることに気づいてほしい。股関節のちょうつがいも広く開いている。つまり、股関節と太腿よりやや弱い、背中と膝にストレスがかかっているのだ。フォワード・ベンドでは脚をまっすぐ伸ばすのではなく、股関節から太腿を動かせばいい。

立位のポーズ

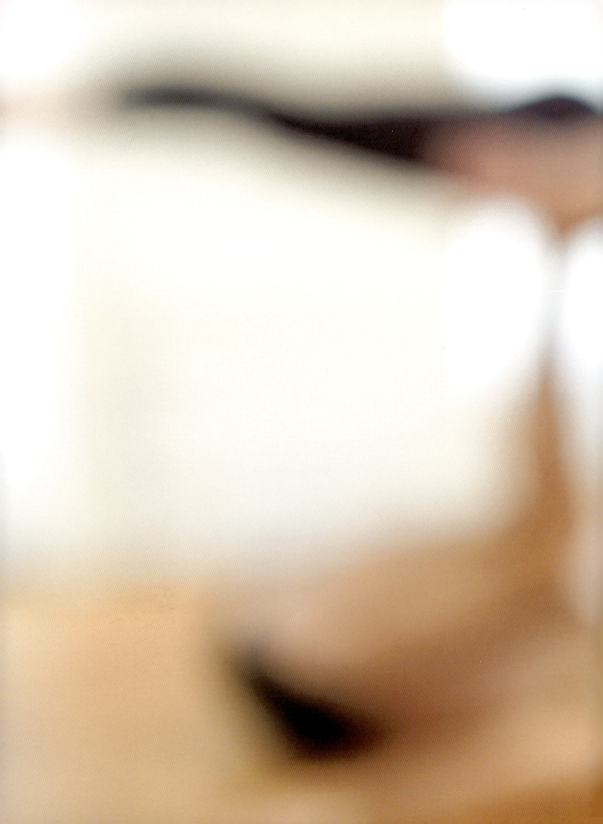

ツイストのポーズ

体の内側と外側の両方を刺激するポジションがいくつかある。
これを定期的に練習すれば、
消化器系やウェストラインにも効果が現れ、
あなたは内側から輝きはじめるだろう。

座位のツイストとプレイヤー seated twist and prayer

背中にスペースがあるという感覚を理解するには、時間がかかるだろうが、ぜひその感覚を追究してほしい。この感覚をツイストに取り入れることができれば、背骨が自由になった感じがし、その感覚を保ちたくなるはずだからだ。

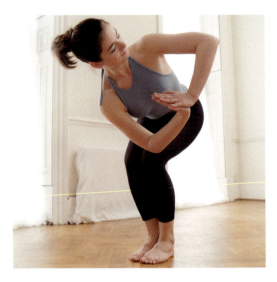

◀ **1.** まっすぐに立ち、肩の高さで手のひらを合わせる。このとき肘をできるだけ離しておくこと。膝を曲げて腰を下ろし、ツイストするときも肘の間のスペースを保つこと。太腿とお腹のスペース、さらには背中の内側のスペースを維持する助けになるからだ。

▶ **2.** 胸を前に出してやや上に上げ、お尻を後ろに持っていくと考える。両手と胸の間にスペースがあるか確認する。背中に息を入れ、息を吐き、お腹からツイストする。首の後ろを長くし、首が脊椎の一部であることを忘れないこと。首が落ちたりツイストの中心線からねじれたりすると、けがをしやすいからだ。かかと、すね、つま先は、股関節をライン上に保つためのガイドとしてそろえておく。締めつけられる部位がないようにすること。背中はツイストするための構造になっていないので、圧迫されているときにツイストするのは意味がない。

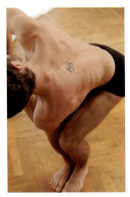

クローズアップ この角度から見ると、背骨のラインがわかる。どこからツイストが始まっているかを見てほしい。下部脊椎は長く、水平で、お腹で支えられているので安全だ。ラインを上にたどると、ちょうどタトゥーの下の、胸椎が始まるあたりからツイストが始まっている。胸をぐるりとロールしよう。ツイストを感じられないときは、胸骨をガイドにするといい。上側の肩甲骨を開き、首を長く保てるだろうか。

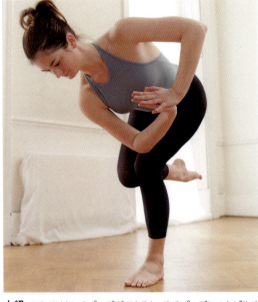

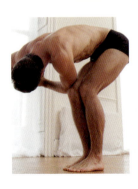

正しくない この写真では、ツイストしながら体が落ちている。背骨が伸びず、ツイストもしていないため、このポジションの重みを中背部で感じている。自分もこうなっていると気づいたときは、お尻を下げ、胸を伸ばそう。背骨は長いので、フルに使わないとこわばりはじめるだろう。

上級 このペリカンのポーズができると、次のポーズにつなげやすい。足を見て（肘を置いているほう）、もう一方の足をお尻のほうに曲げる。膝をそろえると、股関節の安定性の維持に役立つ。上げた足をポイントにしてから、後ろに持っていく準備をする。

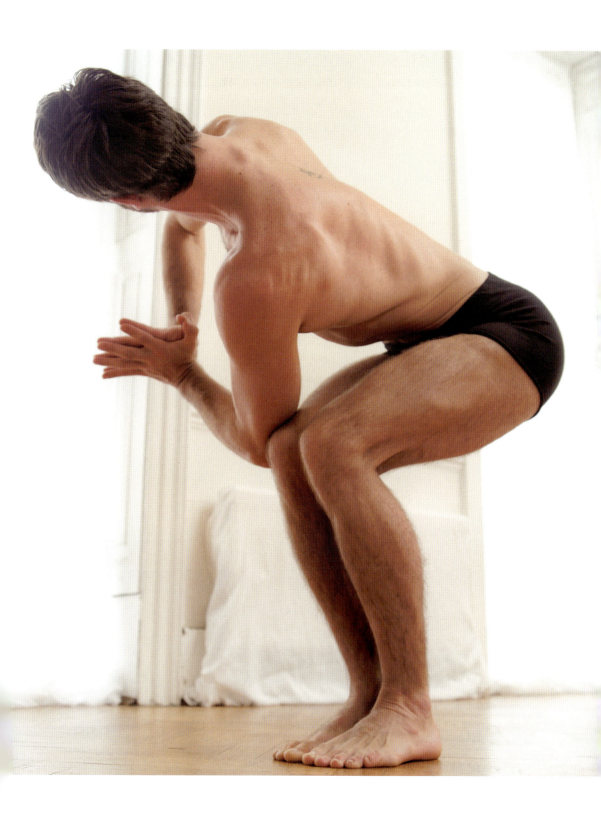

リボルブド・ランジ revolved lunge

このポーズはシンプルに行うこと。ツイストを深めようとしすぎると、安定性を失うからだ。
それよりも股関節のバランスを保ち、背中を開くことに集中し、
この状態を自然だと感じられるようになったら、へそを太腿に向けて、ぐるりとツイストを始める。

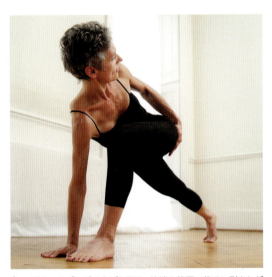

1. ペリカンのポーズで上げた脚を、快適な範囲で後ろに引きながらも、前側の膝の角度を保つ。手でお尻をつかむと、膝を前に押しつつ股関節を後ろに引くという不思議な感覚をつかみやすい。

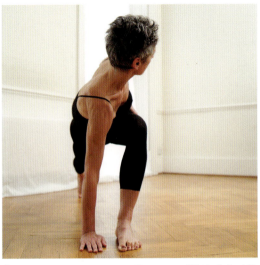

2. この角度から見ると、肩甲骨の間にスペースがあり、締めつけられていないことがわかる。また、手首が肩の下にあり、上腕が前にロールすることで、背中が開き、肩が下にロールして耳から離れていることもわかる。

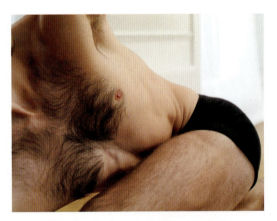

クローズアップ このクローズアップ写真では、このポーズのセンターに注目してほしい。片脚を後ろに引き、もう一方の脚を前にし、腕を上げてもう一方の手で床を感じるという動きにあわせてしまうと、自分が回旋していること、そのためにはお腹でセンターを保持しなければならないことを忘れがちだからだ。胸が開きつつも、上側の腕は前にカールした肩にしたがっていて、単に天井に向かって押し上げているわけではない。センターを意識してから外側に意識を向けよう。手足に気を取られないこと。

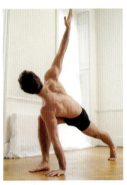

正しくない 背中のラインはいい具合だが、上側の腕に注目してほしい。天井を見ようとするあまり、背中が締めつけられている。上側の腕のラインを下に伝っていくと、腕が肩から目的もなく伸びていることに気づくはずだ。この写真では、腕が肩関節に収まっていない。

▶**3.** ぐるりとツイストしはじめるときは、体の下のスペースを意識し、そこが落ちたり崩れたりしないようにする。ねじったタオルの両端を引くとねじりが深まるのと同じように、胸を前方、後ろ側の脚を後ろに引けば、体にも同じ効果が生まれる。上側の腕のラインを追えば、腕が肩関節から直接伸びていることがわかる。上側の肩甲骨は締めつけられておらず、背中も胸も開いている。後ろ側の脚はできるだけ伸ばすが、体のすべての部位は胴を中心に回旋している。コアの強さに注目すること。

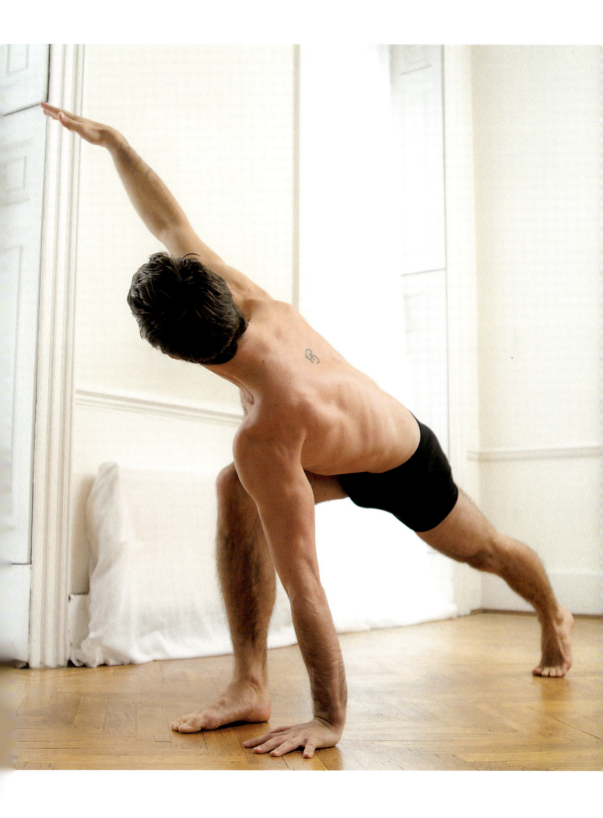

サイド・トライアングル side triangle

体側でバランスを取るとき、普通は腕で体を支えていると思いやすい。
しかし、腕は骨の硬さで支えられているので、腕はあまり働かせる必要がない。
一方、体側はそれほど硬くないので、ここを硬くするために体側の筋すべてに意識を向けよう。

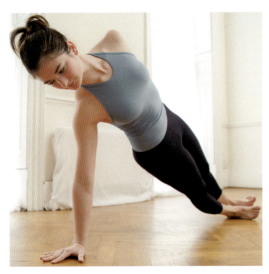

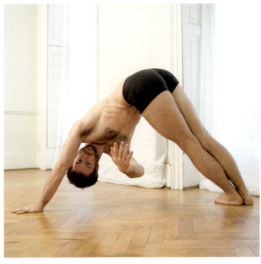

1. リボルブド・ランジから、手をお尻にあてて強く下に押し、軽く背中を反らす。脚は自然に後ろに伸ばす。脚で床を押して長くし、お腹に力を入れると、体勢を保持しやすい。

2. 上級のポーズへの準備として、このバージョンを試してみよう。お腹のツイストに注目してほしい。コア筋(腹筋、背筋、股関節)を互いに引き寄せることで、同時に体を押し上げている。

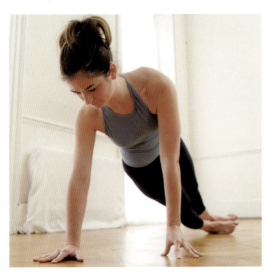

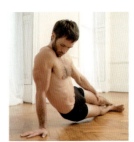

代案 手首や肘、肩に痛みがあるときは、この修正版をするといい。しかし、両手を使ってバランスを取るからといって、お腹を崩していいわけではない。実は、お腹をもっと使わなければならないのだ。

正しくない 最初のポーズから上の写真のポーズのように体を下ろし、また上げると、いいエクササイズになる。しかし、このポジションを続けると、どこかがこわばるはずだ。頭と首の間にスペースがないし、重力に抗って体が上がっているようすもない。初めてこのバージョンを試すときは大変だと感じるだろう。しかし、お腹の使い方がわかると、体も軽く感じるようになる。

▶上級 このポーズはむずかしそうに見えるが、実はかなり簡単だ。サイド・トライアングルでは、床を押し、脇腹を絞って床から離すことで、体の下に大きなトンネルをつくる。膝を曲げて上側の脚を上げ、足の親指を手でつかむ。次に足指をつかんだまま、上側の脚を押してまっすぐに伸ばす。少し時間はかかるかもしれないが、むずかしいポーズではない。

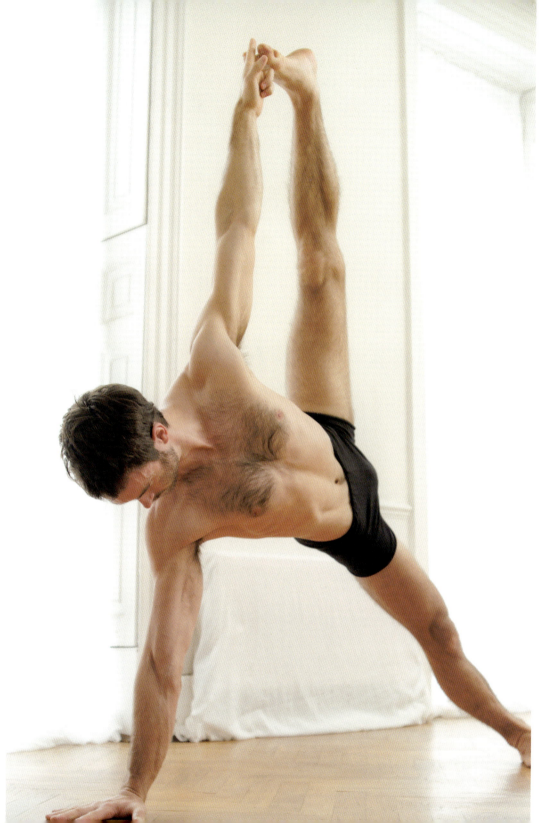

67　ツイストのポーズ

トライアングル triangle

両足を床に戻し、ターンをして顔を横に向けると、トライアングルになる。
このポーズは、お腹から首までのツイストでもあるので、体を後ろにロールし、
ツイストして床から離し、天井を見上げる練習をしよう。

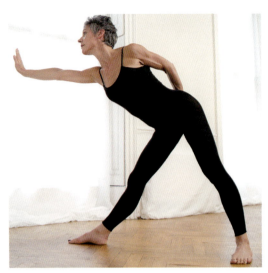

1. 前側の足のお尻を反対側の手でつかみ、持ち上げて、トライアングルのポーズになるよう体を倒す。ウェストの両側が長いかどうかをしっかり意識すること。前のポーズ同様、脇腹の筋を使う。

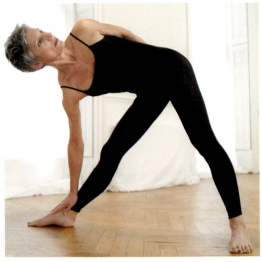

2. お尻を持ち上げたまま、股関節をちょうつがいにして体を曲げ、手ですね、足首、または足に触れる。両側の体側を伸ばす。お腹を引き入れ、胸をロールして太腿の後ろ側までもっていく。脚が硬いときは、手の位置を高くする。

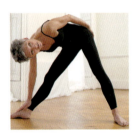

正しくない 間違いを見つけてみよう。手を逆のお尻に当てているので、どれだけ高くお尻を持ち上げても、反対側の脚のハムストリングスにバイオフィードバックがかからない。背骨が曲がり、前に傾いているため、このポーズの効果は股関節の筋ではなく、中下背部に現れる。背骨を落とさず、長くしよう。

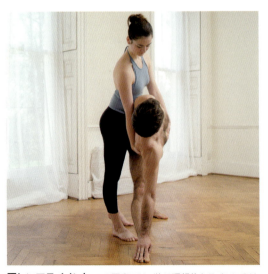

正しいアライメント この写真では、体は理想的なラインにのり、脚の上に来ている。アシストしてくれる人がいなくても、肋骨前面を閉じ、胸を後ろ側にロールして脚の上にのせることはできるはずだ。こうすると、背骨が伸びた状態を保つことができる。

▶**3.** 三角形はいくつできただろうか。2つしかないが、これらが重要だからこそ、このポーズに意味がある。体の下側が直線で、左右のウェストが水平なので、背骨は長く保たれている。つまりこのポーズは、背中が曲がっているからではなく、股関節の筋が働いているから、柔軟性が表れるのだ。だから三角形の部分に曲線はないはずだ。もう1つの、脚の三角形を見ると、このポーズが股関節を開くのにうってつけであることがわかる。手は反対側の坐骨に置いてお尻を上げ、前側の脚のハムストリングスをできるだけ長くするのに役立っている。このポーズでは体を締めつけず、三角形を作ること。

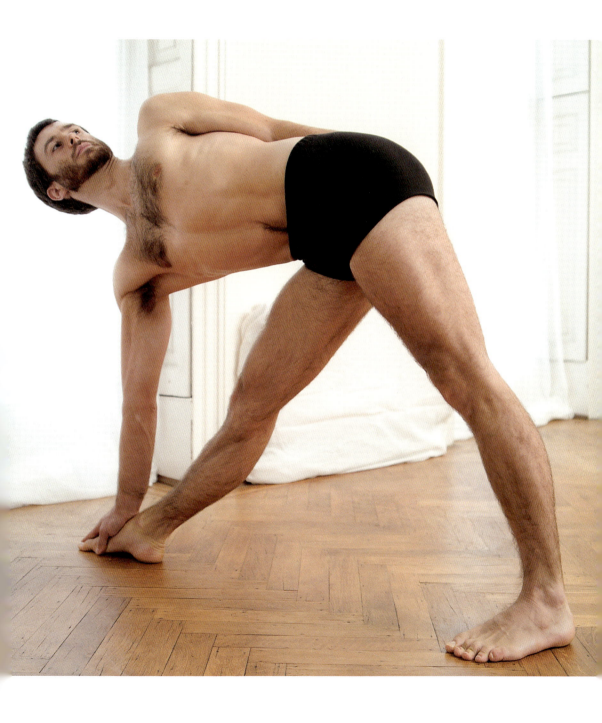

リボルブド・トライアングル revolved triangle

これはむずかしいポーズなので、頭を使ってほしい。
股関節をしっかり意識して安定させると同時に、コアの強さで腰椎の長さを保ち、
そこから上の部位をツイストする。ゆっくり進め、すべての部位を一緒に働かせよう。

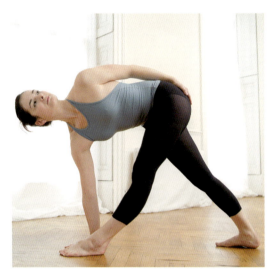

◀1. トライアングルから、手を換えて、同じ側の手でお尻を持ち上げる。反対側の腕はすね、足首または床につける。お腹を強く引き入れ、前側の脚の裏側をしっかり感じる準備をする。かかとを押し下げてお尻を上げ、前側の脚を長く伸ばす。前側を長く保つと、背骨が長い状態を保ちやすい。

▶2. 次に、手をさらに下ろして、前側の足の小指の脇に置いてみよう。このポーズでできる三角形と背骨を見てほしい。脚に力が入るので、股関節が開きやすくなり、前側の脚に体を倒しやすくなる。お尻をしっかりつかんで持ち上げると、下部脊椎を伸ばし、胸を前に伸ばすのに役立つ。背中を広く保ちながら、胸を後ろ側にロールする。坐骨を手に押しつけながら、胸を前に持っていく。このとき、脚はどうなるだろうか。

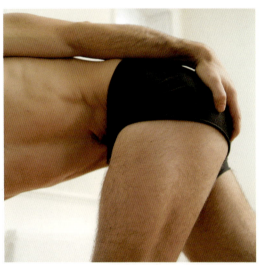

クローズアップ ツイストで画期的なのは、お腹の部分だ。この写真を見てほしい。ウェストの両側を長くしてツイストする。次に手を後ろに押してこの長さを維持する。このとき尾骨をぐいと引き上げる。

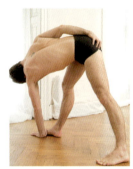

正しくない 逆側のお尻をつかんでいるので、手を後ろに押しても背中がツイストするだけ、長くなることはない。さらに、後ろ側の脚を持ち上げても、前側の脚は伸びない。背骨を見ると、床までゆるくカーブを描いているため、頭が垂れている。手を床につくかどうかは重要ではない。体が柔らかくないなら手を高い位置に置いてよいが、背骨を長くし、体を開くようにする。

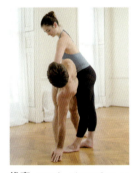

代案 このポーズはむずかしいので、誰かに手伝ってもらうとやりやすい。この角度から撮影したのは、肩と股関節の並び方がわかるからだ。肩と股関節が並んでいると、背骨は上に曲がったり、下にカーブを描いたりするのではなく、長いラインになる。ツイストするときは肋骨の前側が突き出やすいので、注意すること。肋骨を閉じると、背中が長くなったことを感じ、胴に現れがちなくぼみが消える。

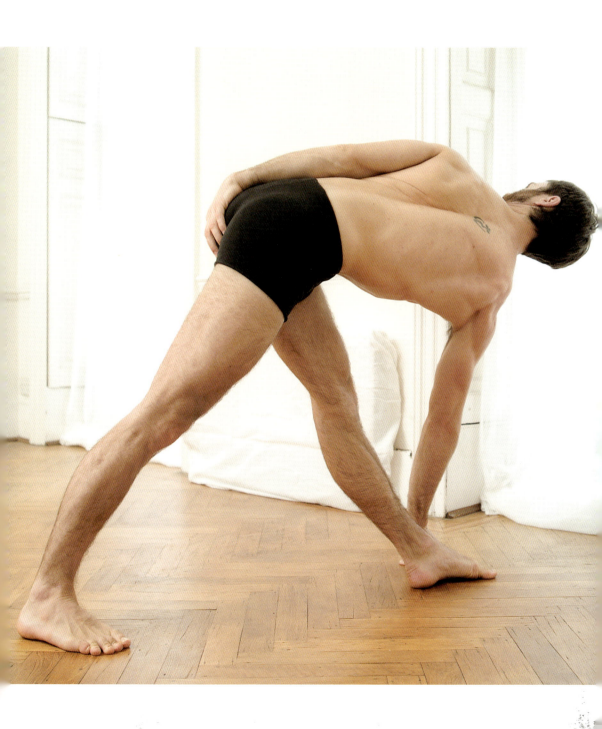

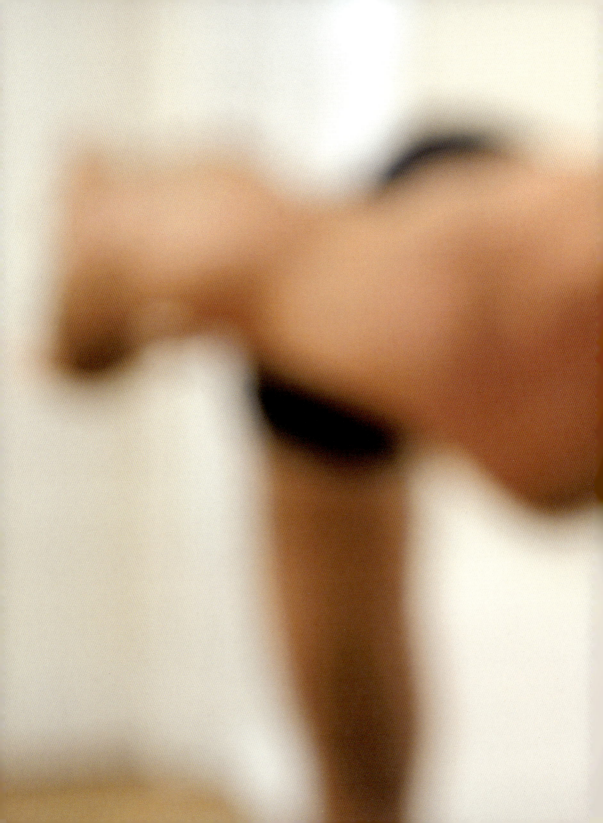

バランスのポーズ

片脚でバランスをとるメリットはなんだろうか。

人間は、主に2本の脚と2つの股関節を使って二足歩行をする。

だからこれらのバランスが崩れると、からだ全体に影響がおよぶ。

片脚でバランスをとり、かかと経由で足に均等に体重をかけられるようになると、

その脚の膝と股関節が強化される。両側の股関節を水平に保てば、

関節のバランスの悪さが直るだけでなく、胴やコアの筋もすべて使われる。

トライアングル・フォワード・ベンド triangle forward bend

これまでのワークのおかげで、このポーズは脚によく効くはずだ。
フォワード・ベンドは股関節に効き、股関節から前に折れれば、体もさらに前に倒れる。これは厳密には
バランスのポーズではないが、ツイストからバランスへと自然につながるニュートラルなポーズだ。

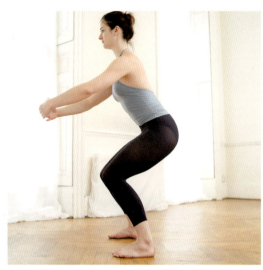

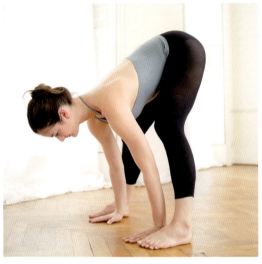

1. リボルブド・トライアングルからこの姿勢になったので、お腹を引き上げたまま、つま先と同じライン上で膝を曲げる。お尻を突き出したり、しまい込んだりしないよう注意する。太腿で体を支え、疲れを感じるまでその姿勢を保つ。

2. 股関節をちょうつがいにして体を前に倒し、手を床につけ、胸を平行にする。太腿はまだ働かせる。太腿の筋を起点にゆっくりお尻を持ち上げ、脚の裏側を長くする。背中を長く保ち、お腹を引っ込めておく。

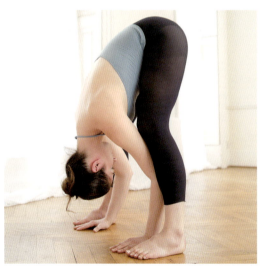

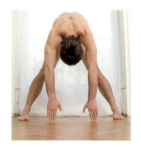

正しくない 床に手がつくのはすばらしいが、この写真のように背中を緊張させてはいけない。膝を曲げ、坐骨を持ち上げることで背中を長く保たないと、背筋をストレッチすることになる（背筋は小さいので、脚の裏側の筋に引かれると、負けてしまう）。肩のロックをはずし、太腿を使うこと。

3. 上体を楽にする。胸と頭の重みを感じ、下部脊椎を股関節から引っ張って長くする。フォワード・ベンドでは、脚の裏側で感じることが肝心だ。頭を垂らし、坐骨を天井に向けて押し上げる。

▶**4.** 頭は、股関節から背骨を経由してぶら下がった振り子だと思ってほしい。この写真のポーズは完璧である。かかとを押し下げ、お尻を上げ、背骨が股関節から流れ落ちるようにしているからだ。脚と股の間にできるだけ広いスペースを作り、上体を倒すときに股関節もたたまれるようにする。すべての関節の間にスペースを保ち、背骨とハムストリングスを長くしよう。

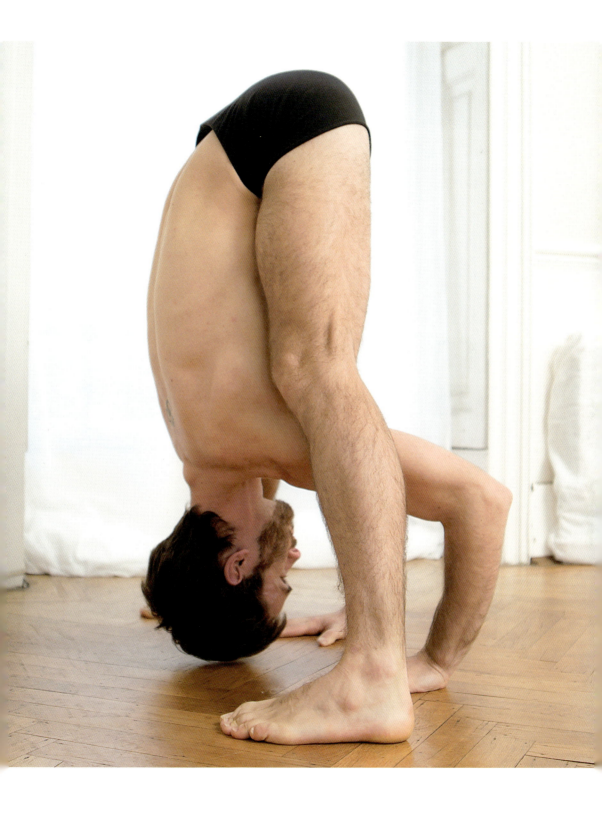

フライング・クロウ flying crow

始めてこのポーズを試す人はみな転ぶので、覚悟すること。やってみる勇気はあるものの、着地で痛い思いをしたくない人は、体の前にクッションを置くといい。
フライング・クロウの決め手は筋力ではなくバランスなので、ぜひ試してほしい。

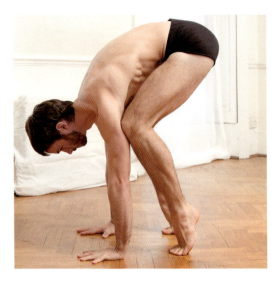

◀1. トライアングル・フォワード・ベンドから膝を曲げ、足を床から上げる準備をする。腕が弱い人や、顔から落ちるのが心配な人は、このポーズで止める。かかとを上げ、お腹を引き上げる。太腿が強く働くだろうが、気にせずにお腹を高く引き上げることに集中すると、脚が軽くなる。前に寄りかかると、お腹を引き入れやすい。

▶2. 前に寄りかかって背中の固定筋を使いつつ、腹筋をしっかり使うと、このポーズをしばらく維持できる。お腹に力を入れないと、このポーズは保てないはずだ。写真は、筋力を使ってバランスを保つ例を示している。また、このポーズで感じるべき軽さも表れている。

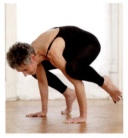 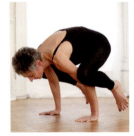 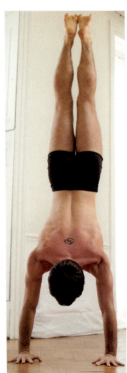

代案1 この写真のポーズはポジションが低く、体重の多くを腕の裏側で感じる。これなら、片方の足をちょっと持ち上げることはできるだろう。必ず前を向くこと。そうすれば床に意識を集中させ、バランスに注目できる。お腹が体を突き抜けて持ち上がりそうなくらい、お腹をしっかり引き入れると、体が崩れにくい。

代案2 バランス点を見つけたら、脚が本当に軽く感じられるはずだ。すると両脚を床から上げることができる。肩甲骨を開き、胸と背中を開いておく。腕に体重をかけるだけでなく、コアの強さで胴を持ち上げる（この写真のお腹の高さに注目）。

上級 お腹を引き上げ、脚が軽い状態を保てたら、逆立ちができるはずだ。上下逆さまになるのはとても楽しいし、あなたのためにもなる。逆さの姿勢にはメリットがたくさんあるが、一番のメリットは童心に返り、生きる喜びを思い出すことだ。お腹と背中でここまで持っていくことができない人は、壁を使って試してほしい。そのときは、背中を開いておく方法を忘れないこと。

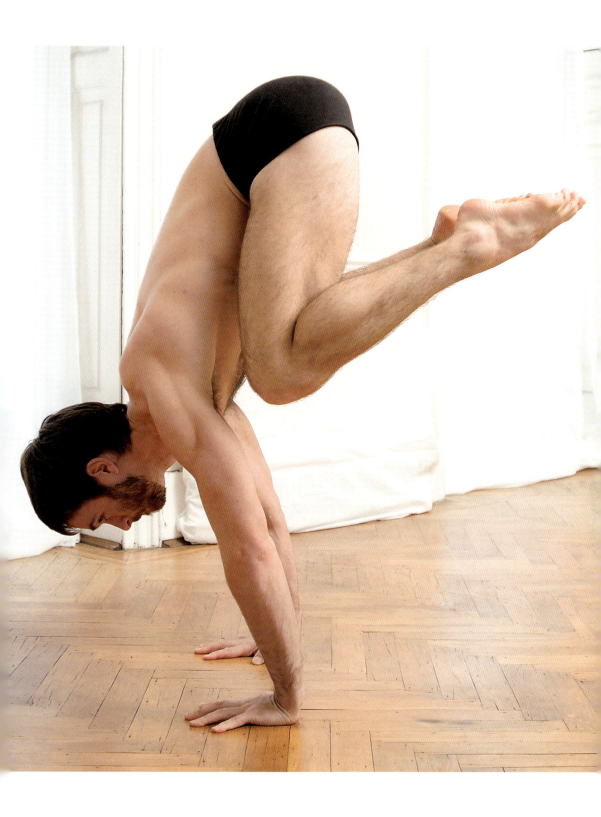

ワンレッグド・バイセップ・カール one-legged biceps curl

バランスをとるのは、とくに最初はむずかしい。何かが欠けた気がするからだ。
しかし、バランスを練習することで得られる心身へのメリットは、
バランスを習得するための努力を補って余りある。

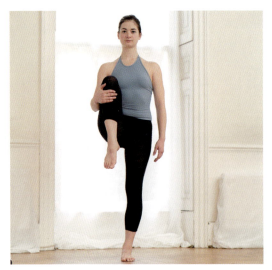

1. フライング・クロウからゆっくりロールアップし、立位になる。次に片脚を上げて膝をつかむ。上げた側の股関節と肩が上がりやすいが、左右の股関節と肩を水平に保つ。鎖骨は気持ちよく、長いラインを保つ。

▶**2.** ヨーガのすばらしい点に、体を専用のジム器械として使うことがある。ここでは、上腕二頭筋を使って膝を高く引き上げる。このとき、肩甲骨を広く保ち、肘を体側につけると、肩甲骨が肋骨に平らにつく。また、胸を開く効果もある。頭を首の真上にのせ、体の抵抗をできるだけ小さくし、重力を体の真下に送ろう。

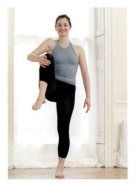

正しくない この写真では、肩の上部で膝を持ち上げている。肩をすくめたり持ち上げたりせず、上腕二頭筋を曲げること。また、股関節も水平ではない。こういうときは、上がっている坐骨を下ろすと、股関節が水平になる。バランスをとるときは、垂直を保つだけでは足りないのだ。

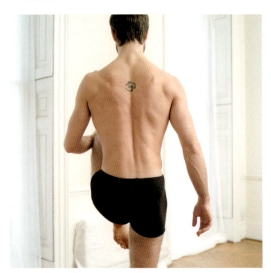

クローズアップ 背中側から見ると、膝を曲げる動作により肩甲骨を固定する方法もわかる。背中を広く保ち、肩甲骨を下ろすと、肩甲骨が脇の下でカールした感じがする。

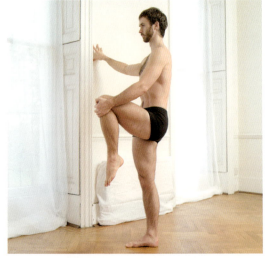

代案 このポーズでバランスがとれないときは、壁を使って体を支えよう。また、股関節が固いときは、床と平行になる高さまで膝を上げ、背中を長く、垂直に保つほうに集中する。お腹を引き入れておくこと。

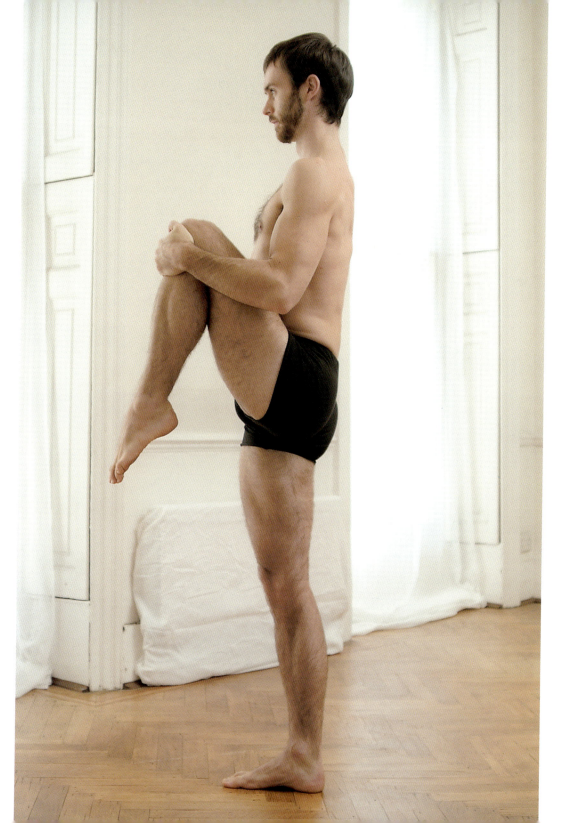

79 バランスのポーズ

バランスのポーズ

カラテ・キッド karate kid

このポーズには強さと優雅さが備わっているが、最初はむずかしくてできそうにないと思えるだろう。まずは簡単なバージョンを試し、上げた脚の股関節屈曲筋ではなく、お腹と支える脚の股関節に負荷がかかることに気づいてほしい。

▶1. ワンレッグド・バイセップ・カールから、恥骨を上げ、胸を下ろし、お腹を収縮させる。脚を離し、お腹をさらに強く引き入れることで、膝を引いて高く上げる。ここで働かせるのは股関節屈曲筋ではなく、お腹である。バランスがとれたら、肩甲骨を下ろし、腕を上げる。脇腹とお腹が働くのを感じるはずだ。支える脚を曲げるとお腹を収縮させやすくなる。簡単なバージョンの場合は、ここでやめる。

◀2. お腹を見てほしい――強く働き、上げた脚をまっすぐに保っている。お腹を引き入れ、恥骨を上げ、脚を伸ばすと、脚はより長く、高く伸展する。写真のように腕を下ろすと、背中を使うチャンスにもなる。こうすると体を安定させると同時に、体が引き上がるときに何かを押す感覚を得られる。

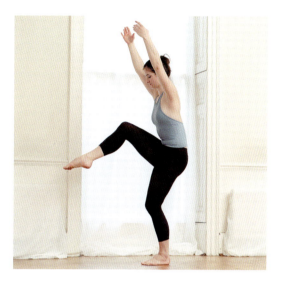

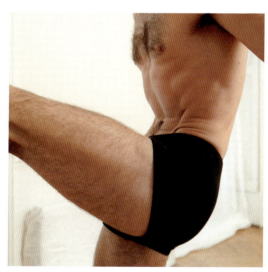

クローズアップ この写真を見ると、このポーズでお腹を強調する理由がわかる。ウェストの脇のひだを見てほしい。ここにコアや体を支える筋がある。股関節屈曲筋は、頼りすぎると硬くなる傾向があるので、股関節屈曲筋は使わないこと。また、お腹を使うと脚を高く上げられるので、さらに優雅な感じが得られるだろう。

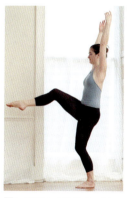

正しくない カラテ・キッドをこのように行うと、股関節屈曲筋が間違いなく屈曲する。脚のすべての重みを股関節屈曲筋で支えるからだ。お腹が突き出ていることにも注目してほしい。そのせいで、下部脊椎でもう一度体を支えている。また、体が後ろに反っているせいで、お腹を引き入れられていない。

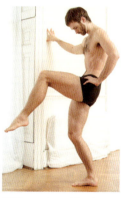

代案 ワンレッグド・バイセップ・カール同様、バランスがうまくとれないときは、壁を使って体を支えよう。このとき壁に触れていないほうの手を使い、上げた脚の股関節屈曲筋がどれくらい働いているかを感じる（ケーブルのように飛び出しているはずだ）。できるだけがんばってお腹をさらに強く引き入れれば、脚がもっと高く上がるはずだ。

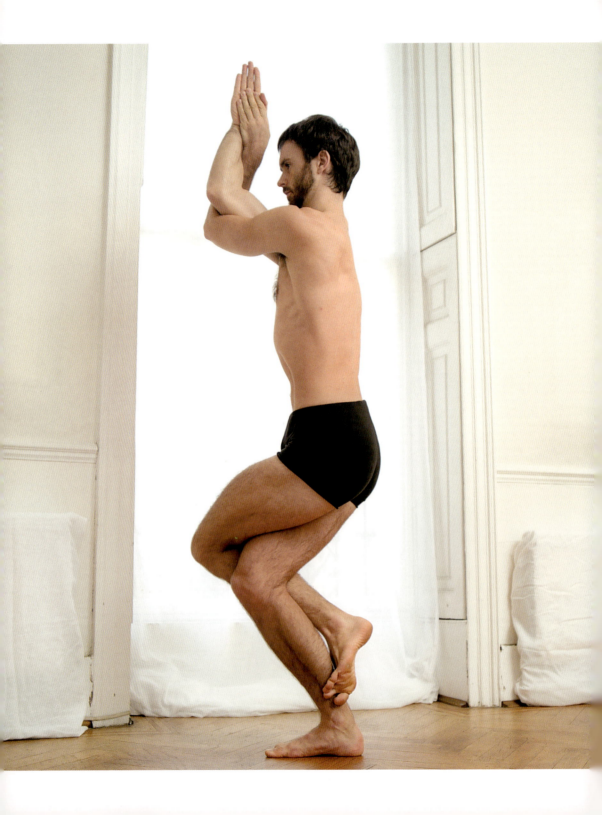

シーテッド・イーグル seated eagle

このポーズは、体の内側によく効く。太腿を締めつける動作により、血液が体内を駆けめぐるからだ。このポーズを終えた後、体を楽にしてツリーのポーズをすると、バランスをとるのが楽になり、股関節の強化につながる。

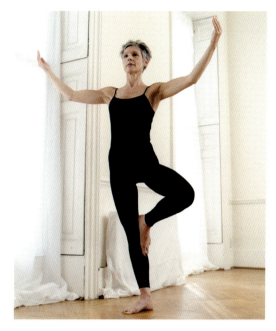

◀1. 右膝を曲げ、左脚を右脚にかけ、つま先を右脚の後ろ側にしまい込む。右腕を肘のところで左腕に交差させ、手のひらを合わせる。肘をできるだけ体から遠くに離し、できれば腕と胸の間のスペースを保つ。股関節を水平に保ち、バランスをとる。

▶2. 体をリリースするには、お腹を引き上げて引っ込め、まっすぐに伸ばした脚でバランスをとる。腕をほどき、肩甲骨を下ろしてから腕を上げる。交差していた脚を直角に曲げ、ヨーガのツリーのポーズにする。

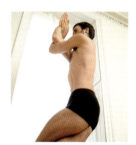

クローズアップ シーテッド・イーグルの名前の由来はわからないが、納得はできる。脚を交差して「座る」ポーズになり、腕をねじることで背中を開き、翼を広げるように肩甲骨を広げるからだ。体は股関節の上にのせる。腕の隙間から光が見えることに注目する。肘を上げ、手を体から離してみよう。

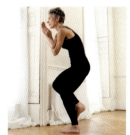

正しくない これでは「シーテッド・バザード(ノスリ)」のようである。胴が曲がり、背中がこぶのように突き出ている。胴が崩れて前に傾いていても、頭は自分が垂直に立っている印象を与えようとする。この写真のまねをしてみると、太腿の働きを感じられず、からまった結び目になった気がするだろう。翼を広げ、姿勢をよくしよう。姿勢を崩してはいけない。

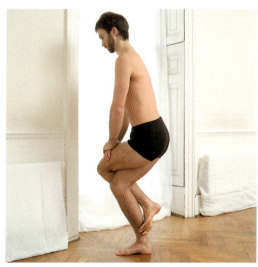

代案 体が安定しないときは、両手を太腿に置き、腕で支えて背骨を長くする。このポーズは単純なので、股関節を水平に保ち、太腿の働きを感じよう。

ロケット・マン rocket man

このポーズは、片脚ずつ時間をかけて練習しよう。定期的に練習すると、股関節、お腹、背中を意識できるようになるからだ。また、こうした感覚を身につけ、ほかのポーズでも活用すると、安定性を得られ、理解も深まる。

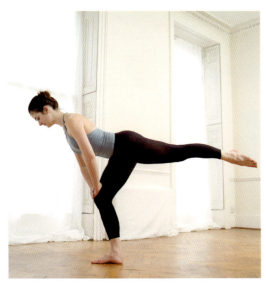

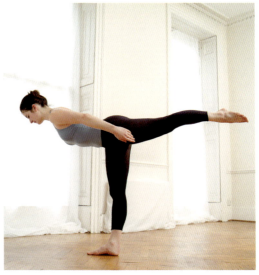

1. 片脚でバランスをとり、支える側の膝を曲げ、その上に両手を置いて体を固定する。肩を下ろし、耳から離し、後ろ側の脚を遠くに伸ばす。股関節と太腿を長くしようとすると、胃からつま先までストレッチを感じやすい。

2. 胸が股関節よりやや高いことに注目してほしい。こうすると背中が引き寄せられ、固くなる。お腹も引き上げられ、下背部の安定をサポートしている。すると、支えている脚の股関節の安定性が高まる。ロケットを前に押し出すイメージで、後ろの足をしっかり伸ばす。

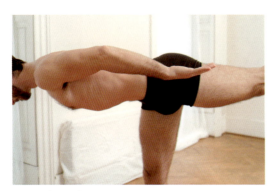

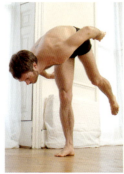

クローズアップ このポーズはT字ともいえる。T字を作るのが理想だからだ。肩を開いて頭から離し、背筋を使って体を引き上げる。前側の肋骨が閉じることにより、背骨が最大限伸びることに注目しよう。お腹を強く引き入れて下部脊椎を支え、後ろ側の脚を伸ばし、股関節を開きやすくする。股関節を水平に保ったまま、このポーズに挑戦しよう。

正しくない ロケットより「垂れ気味」で、よくある間違いが現れている。キノコのような背中は、股関節が一番高い位置にあることを意味し、背骨を縁取る筋がラインから外れ、酷使されている。後ろの脚をまっすぐに伸ばし、胸を持ち上げよう。

▶3. この写真を見ると、このポーズが楽しい理由がわかる。ロケット・マンでは、支えている脚が消えたかと思えるほど股関節が軽くなるので、飛んでいるような気分になれる。後ろの脚を後ろに、胸を前に同時に伸ばすため、体がとても長くなった気がする。お腹をつねに引き上げ、体が軽く感じられるようにすると、からだ全体が開きはじめる。こうなると、なんでもできる気分になる。片足が床についていることを忘れ、軽さを感じて飛んでみよう。

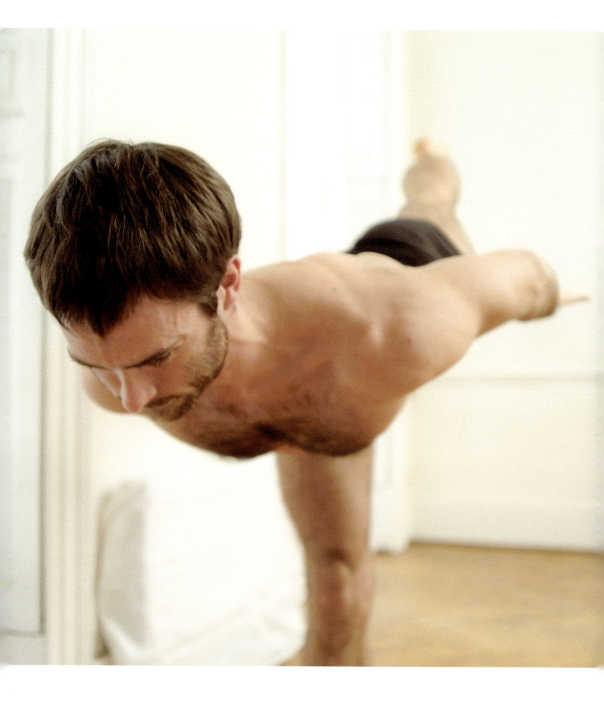

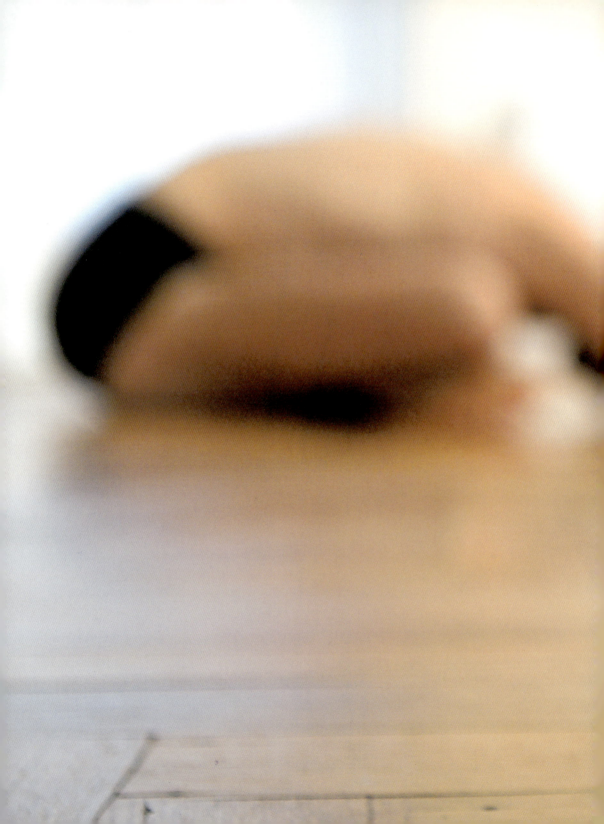

座位のポーズ

床のポーズのセクションに入ったら、姿勢を崩さないようにすること。
体の大半は床の上で休んでいるが、感覚に対する反応が高まるため、
コアがどこにあるか、コアをどう引き上げるかという感覚を得やすくなる。
床のエクササイズには、つねに新鮮な気持ちでのぞもう。
床の上に坐骨を感じ、そこから体を引き上げる。
股関節を崩して背中から体を曲げるのではなく、股関節をちょうつがいのように使おう。
何より、脚の長さに関係なく、フォワード・ベンドの動きは
すべて股関節から始まることを忘れないでほしい。

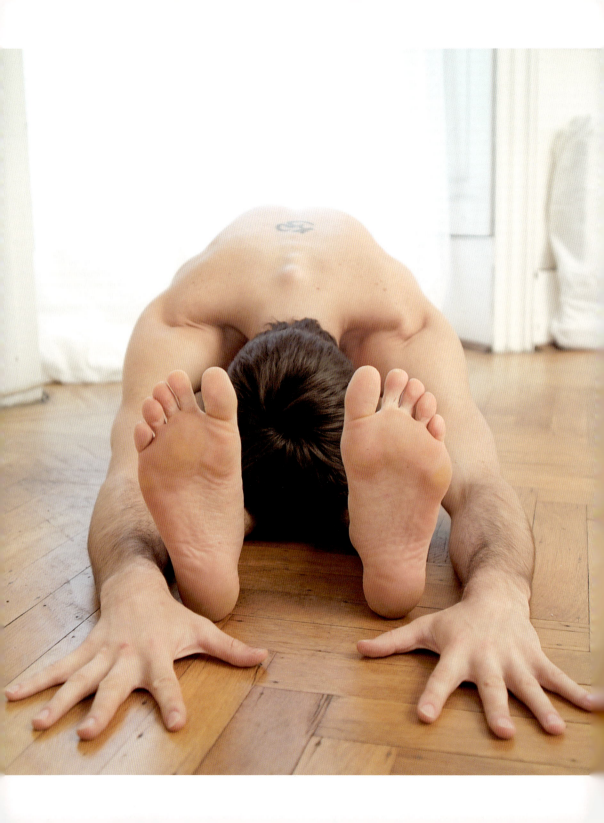

シーテッド・フォワード・ベンド seated forward bend

このポーズをすると背中が悲鳴を上げるので、好きな人ときらいな人に分かれる。
忍耐強くなること。体の真ん中をちょうつがいのように使い、両側をできるだけ長くしよう。
上体を平らにするには、背中全体を開く必要がある。

▶1. 頭の力を抜いて首を長くし、お腹をできるだけ長くする。お腹が長ければ長いほど、下部脊椎も長くなり、ちょうつがいから体を深く前に曲げられる。腕で体を前に引っ張るのではなく、股関節から下部脊椎を長くすると考えると、けがをしにくい。また、ちょうつがいという感覚ももっとよく理解できる。チャンスがあれば、背中を押してもらおう。安全で、気持ちいいはずだ。

◀2. できるならフォワード・ベンド同様、頭を垂らして力を抜く。このときも背骨が長くなり、股関節から上に、外に遠ざかる感じがするはずだ。腕を伸ばし、力を抜き、ゆっくり呼吸しよう。

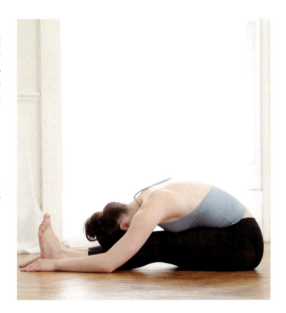

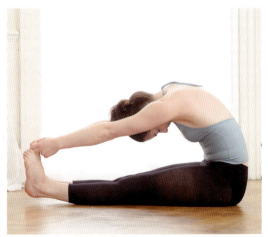

正しくない つま先に触れることを見せたいあまり無理に足をつかむと、曲げた背骨の緊張が高まり、手を離すとピンと後ろに戻るのではないかと思える。背中のストレッチ用にはすばらしいポーズだが、体がほとんど前に倒れず、背中が大きく曲がっているので、フォワード・ベンドとしてはよくない。私たちは仕事や食事、テレビ視聴などで長時間、背中を丸めて過ごしているので、このポーズでは背筋を伸ばし、脚の裏側を長くしよう。

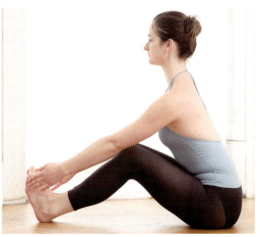

代案 体が柔らかくない人はこのバージョンを試し、胸を太腿につけたままできるだけ高く上げてみよう。写真のように膝が曲がっていても、脚の裏側にストレッチを感じるはずだ。背中と太腿の裏側の長さが同じことに注目してほしい。この状態を保ち、背骨の自由さと、股関節とハムストリングスのストレッチを感じよう。体を持ち上げる筋の強さが脚の筋の硬さに対抗できてはじめて、ハムストリングスがやわらかくなる。

テーブル table

風の強い日に、デッキチェアの座面が枠から吹き上げられるのを見たことがあるだろうか。テーブルは似たような感覚を得るポーズで、背筋が腹側の筋を開かせ、上に「吹き上げる」。手と足を使って床を感じ、「上がる」感覚をつかもう。

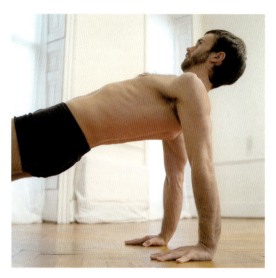

◀ **1.** テーブルは、シーテッド・フォワード・ベンドの次に行うのが自然である。開いた部位をまとめる必要があるからだ。まずは、座って背筋を伸ばす。両手を肩幅より少し開き、お尻の後ろに置くと、肩の柔軟性が出るまでは背筋の強さを感じやすい。体を床から押し上げるときは、肘をやわらかく保ち、胸を肩より上げてみよう。体の前面を長くすると、高い位置を保つための力になる。頭を後ろに反らすのがむずかしいときは、口を開けるか、首の後ろを伸ばそう。

▶ **2.** テーブルは、体の下にトンネルを作るように思える点で、サイド・トライアングルと似ている。どちらも背中の筋、とくに肩甲骨を引き下げる筋を意識するからだ。これらの筋がわかったら、これらの筋が胸を高く上げ、肩と胸の前面を開く役割を担っているのを感じるはずだ。床を意識し、体を押し上げ、トンネルを作ろう。

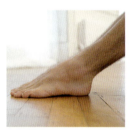

クローズアップ このポーズでは足を忘れがちだが、うまく使うと役に立つ。足首がやわらかくない人は、つま先を床までいっぱいに伸ばすと、足首が開くだけでなくアーチも改善する。足で床を押せば押すほど、脚の裏側を使って体を持ち上げやすくなる。脚の裏側は前のポーズで長くなっているので、今度はこのポーズで鍛えよう。足を使い、床を感じるのだ。

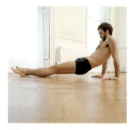

正しくない 背中を意識せず、脚を伸ばすことに気づいていないと、テーブルをしても写真のようなスタイルになる。ワーク中に体が落ちたとき、胸を上げて緊張をリリースした経験が何度あるだろうか。このポーズも、同じことである。首を上げ、だれないようにすると、テーブルから体を戻したときに生き返った気持ちになることがわかるだろう。

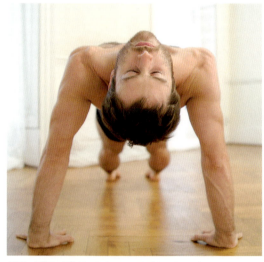

クローズアップ 肘を固定すると肘が過伸展し、背筋にかかっていた重みが関節にかかるので、固定しないこと。できれば肩甲骨を肋骨に平らにつけると、肩を開くのにとても役立つ。

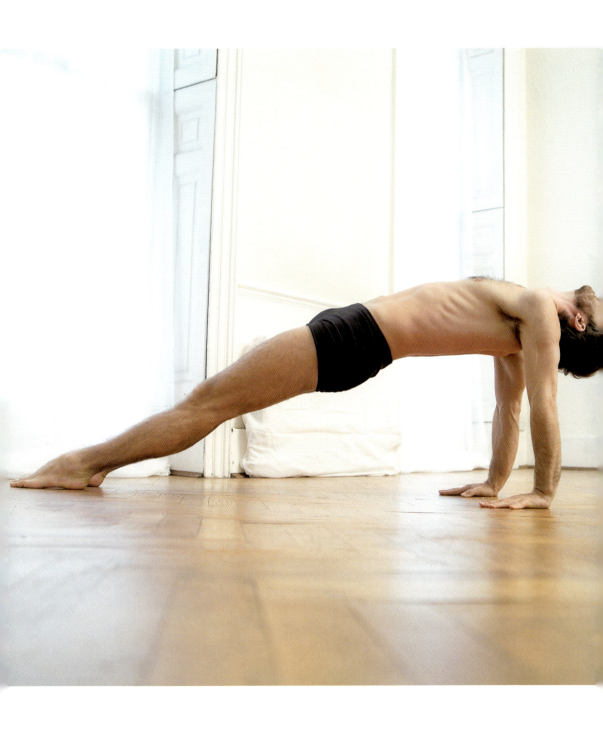

コブラー cobbler

このポーズはバタフライ・ヒンジともいう。翼を広げたように脚を開くからだ。
こうするためには、股関節に軽さが欠かせない。股関節を開き、必要なだけこのポーズを行うと、股関節を開くときの軽さがわかるようになる。

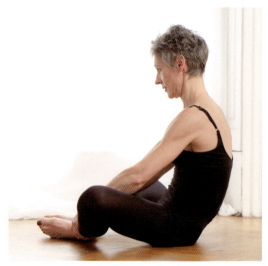

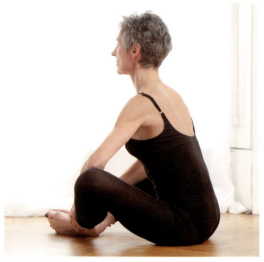

1. テーブルのポーズから腰を下ろし、快適に感じる範囲でかかとをお尻に引き寄せる。サポートのために足か足首を持ち、恥骨を持ち上げ、後ろにもたれないようにする。高く上げれば上げるほど、膝が離れる。

2. ローリングバックした後、お腹を引き上げて体を垂直にする。このとき股関節内で膝が離れた感覚を得ること。これらは別々の、相容れない感覚のように見えるが、練習すればできるようになる。

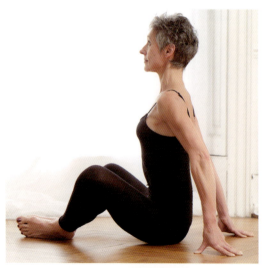

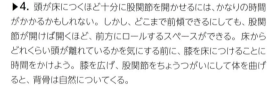

▶4. 頭が床につくほど十分に股関節を開かせるには、かなりの時間がかかるかもしれない。しかし、どこまで前傾できるにしても、股関節が開けば開くほど、前方にロールするスペースができる。床からどれくらい頭が離れているかを気にする前に、膝を床につけることに時間をかけよう。膝を広げ、股関節をちょうつがいにして体を曲げると、背骨は自然についてくる。

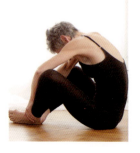

正しくない 股関節の上にかぶさろうとして、上背部が緊張していることに注目してほしい。その結果、内腿も緊張し、膝が下ではなく上に行ってしまう。このポーズでは、すでに緊張している部位をさらに緊張させる。意識して頭を使おう。体が上がるのを感じ、体が開くのを経験してみよう。

3. 内腿が固い人は、腕を使って背骨の長さを保つ。お腹を引き上げると2つの効果が得られる。下部脊椎の崩れをとめることと、持ち上げれば持ち上げるほど内腿がリリースされることである。

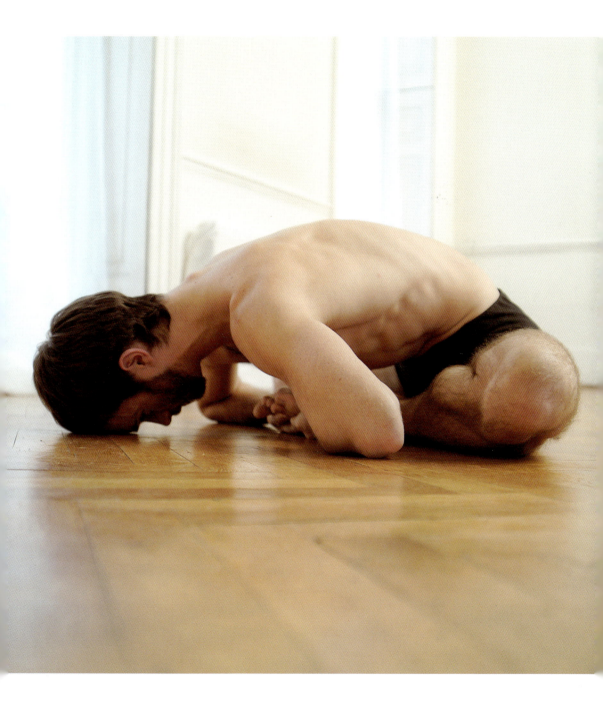

ブリッジ bridge

橋の下側の弧を想像してほしい。弧がなめらかなほど、構造は強度が増す。
だからこのポーズに取り組むときは、できるだけ背中で長い弧を描いてほしい。
こうすれば背中の一部が曲がり、不快に感じるのを防ぐことができる。

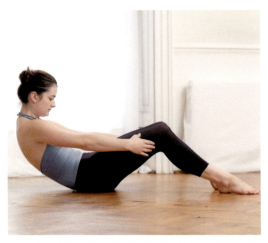

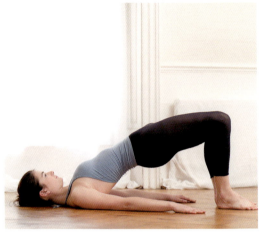

1. コブラーのポーズから、脚の間で恥骨を上げると、体が後ろにロールしていく。下部脊椎が床に近づくと、脚が軽くなり、膝を曲げて脚を平行にできる。恥骨をさらに上げてロールダウンし、背骨がすべて床についたら、快適な範囲で、できるだけかかとをお尻に近づける。

2. 体が床についたら、両手を体側に置き、前腕と手を下に押しつける。すると肩甲骨の間の筋を感じやすくなる。次に、かかとを下に押しつけて床を感じ、脚の間で恥骨をさらにロールアップする。このとき主に働くのは太腿だ。太腿が働いていないときは、恥骨の持ち上げ不足が原因で、下背部が締めつけられる。

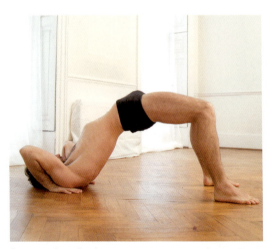

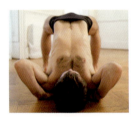

3. ステップ2のポーズをとても快適にできるなら、肩甲骨も持ち上げて床から離し、脚の間で恥骨をさらに持ち上げる。この高い姿勢でも軽さを感じるなら、右手を右肩の下に、左手を左肩の下に入れる。この状態でとどまる。腕で押してはいけない。太腿に力を入れ、股関節を持ち上げることで、体の真ん中を持ち上げつづける。

クローズアップ この角度から見ると、どう感じるべきかがわかる。立位のフォワード・ベンド同様、股関節が最も高い位置にくる。太腿と股関節が強さの源だ。ここから体を持ち上げれば、腕で持ち上げるときよりも、背中の収縮がはるかに少なくなる。ここで紹介した一連の写真はすべて、脚の間で恥骨を上げた状態を示す。

▶**4.** ブリッジまたはビッグ・バック・ベンドと呼ばれるこのポーズは、ヨーガで行うフォワード・ベンドやハンドスタンドと似たようなステイタスを持つ。どれも、背中の柔軟性を示すポーズだからだ。手と足で歩いていたら、巨人がやってきて体をひっくり返したかのように、上下を逆に考えてみよう。すると腕だけでなく、脚やお腹でも体を押し上げている感じがするはずだ。このポーズで余裕があるなら、歩き回ってみよう。床から手足を上げ、体が持ち上がる感覚がどこから生じるかを確認するのもいい。いずれにしても上下逆さまなのだから、気軽に遊んでみよう。

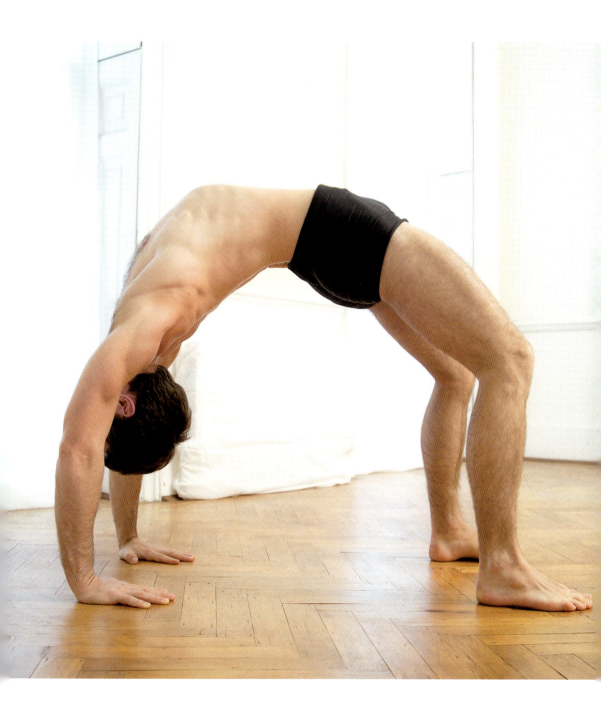

ダブル・ピジョン double pigeon

このポーズの構造上、無理に押すのはとてもむずかしいので、このポーズの重要性を理解するためには、ポーズを保ちながら、頭を使ってワークしてほしい。このポーズは心地よいかもしれないが、ポーズを深めると強い感情が引き出されることもあるので、体をやさしく扱うこと。

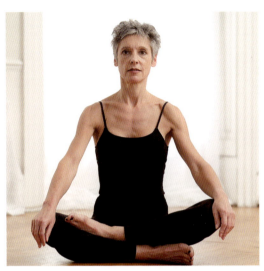

1. 人によっては、片方のすねの上にもう片方のすねをのせると、股関節が開かないかもしれない。しかし、すねがほぼ水平になる人は、腹筋の強さを信じると、股関節が開いていく。座ったまま、できるだけ股関節から背筋を伸ばすこと。

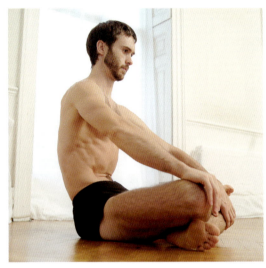

2. 上側の膝を押し下げて(あぐらの場合は両膝)、脚の間で恥骨を持ち上げる。お腹が引っ込み、膝が開くのが感じられるだろう。後ろにもたれず、股関節を上後方にロールアップするだけにとどめる。この状態を保ち、脚に感覚が広まるのを感じる。

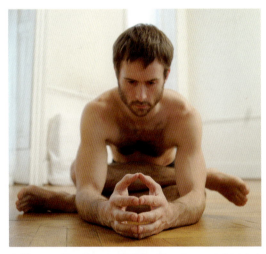

上級 すねを重ね合わせても股関節に深いストレッチを感じられないときは、膝を引いて足首の内側まで持っていくと、求めるべき深い感覚を得られるだろう。ゆっくりと深く呼吸し、呼気を強調することで深筋の緊張を手放しやすくする。

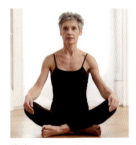

代案 片方のすねをもう一方のすねに重ねようとすると、脚が動きにくかったり、膝が空中に突き上がったり、足首で足が折れそうな感じがしたりするかもしれない。そういうときはあぐらをかいて、脚を交差させること。

▶**3.** お腹を引き上げつづけると、股関節が前にロールするのが感じられる。そのまま前にロールし、上体が脚を覆い、脚にかぶさるようにする。上背部の筋を使ってお尻を下後方に押し、お腹を引き上げ、胸を上げる。こうすると背骨が伸び、股関節と下部脊椎の間にスペースができる。

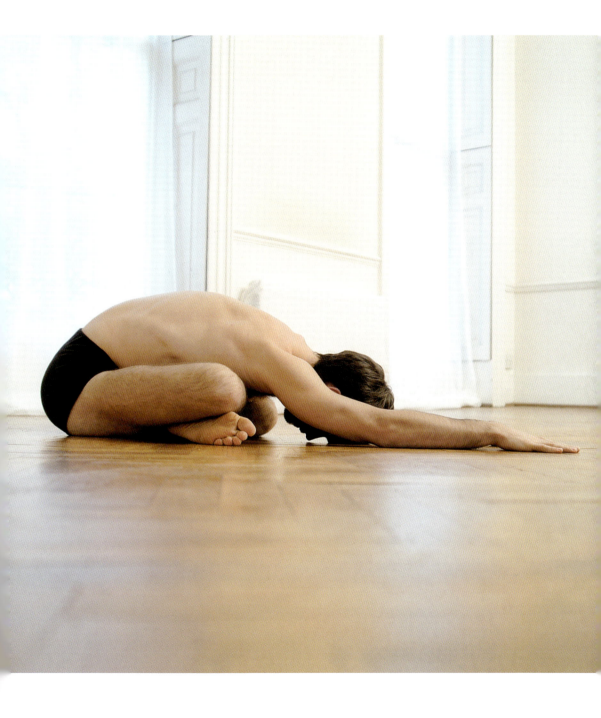

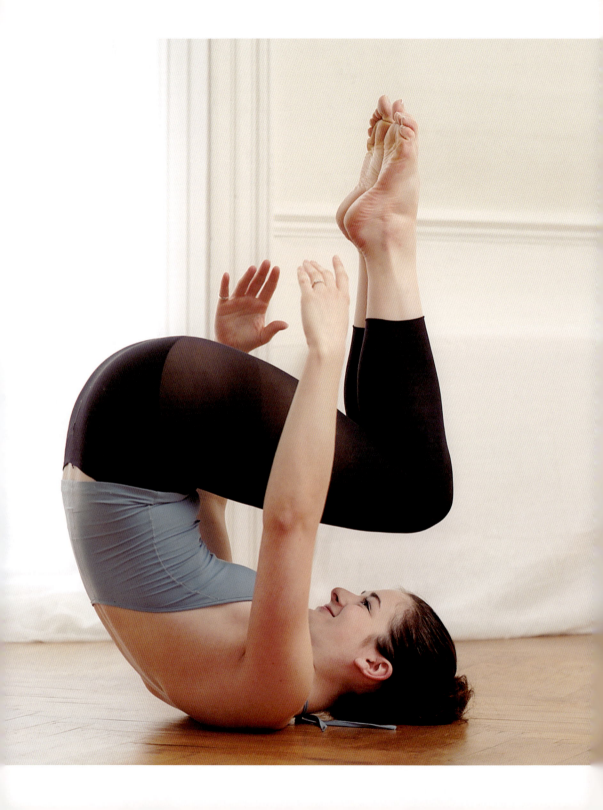

バットフィンク batfink

このポーズでは、コウモリが翼で脚を隠すときのように、腕を脚の周りに回す。
すると背中が開いて広がる一方で、お腹を引き入れて太腿から離すときに恥骨がカールして上がり、
膝を胸のほうに引き入れることになる。

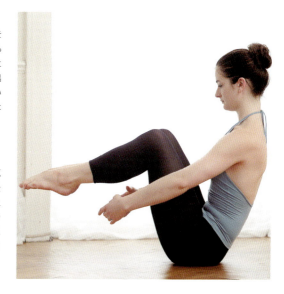

▶1. まずお尻でバランスをとる。バランスをとりながら恥骨をカールアップし、尾骨を脚の間に入れると、背骨が長くなり、なめらかなC字を描きはじめる。お尻から肩までなめらかにロールし、もとの姿勢に戻るためには、このC字を保つ必要がある。腕を前に出し、胸を後ろに引くと、体が丸くなり、上部脊椎が開く。脚で勢いをつけて体を上下させたくないので、背中でできるだけなめらかなC字を描けるまでこの状態を保つ。

◀2. 前後にロールするのは楽しい。背中の筋をマッサージする気持ちよさや、子供のおもちゃになったような気分を味わえる。前後にロールできるかどうかは、恥骨の上がり具合による。恥骨が上がっていれば、背骨のギャップや穴、つまりロールしたときに床につきにくい場所が表に出ないからだ。体が回転して肩甲骨の間のスペースにのっているときも、同じポジションを保っていることに注目しよう。

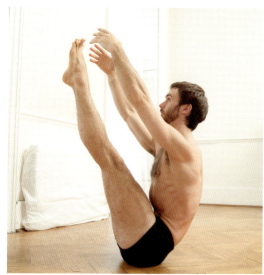

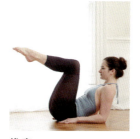

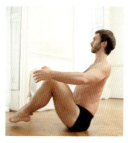

上級 気持ちよく前後にロールでき、さらにむずかしい課題に挑戦したいときは、お尻でバランスをとるときにフォワード・ベンドの形を作ってみよう。ステップ1のとおりバットフィンクに入ってから、曲げた膝をゆっくりと、できるだけ肩に近づける。腕を上げ、太腿の前側の筋を使って脚をまっすぐに伸ばす。とにかくやってみよう。片脚ずつでもかまわない。

代案 背骨が硬くて前後にロールできないときは、このポジションになろう。恥骨をお腹に引き上げたまま、股関節の上で膝を楽にする。すると腹筋が強くなり、やがては股関節からロールできるようになる。

正しくない 胸が上がり、お腹が突き出され、体重の多くを下背部で支えている点に注目してほしい。しかも、膝を高く上げようとして股関節屈曲筋を主に使っている。股関節屈曲筋が硬いと骨盤帯も前に引っ張られるし、股関節が背骨につながっていることから下背部がさらにくぼむ。このポーズでは、体を硬くさせたまま、背筋を伸ばしてもしかたない。しかもラインがまっすぐでは、体はロールしない。

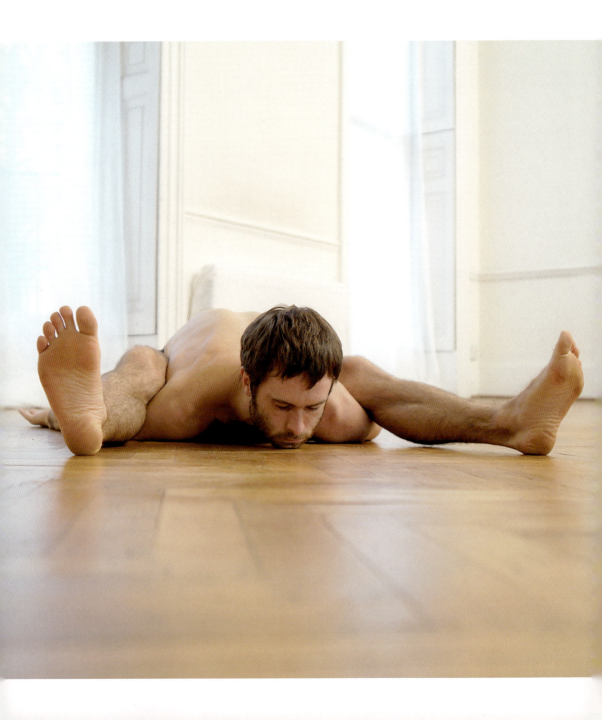

トータス tortoise

このポーズを完成させるためには、忍耐力と時間が必要だ。限界まで内側に体を入れたときは、ゆっくりと時間をかけること。外側に出るときは冬眠から目覚めるように行う。急いで動くと、微妙な感じやすばらしい感覚を逃すからだ。トータスでは、緊張がたまった深い場所のロックを外すことができる。

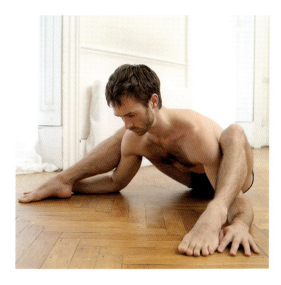

▶**1.** トータスのポーズのこつは、前に倒れることにある。カメが甲羅から頭を出すように、股関節から体を上げ、前に出す方法を考えよう。脚を曲げ、腕をその下に通してから、前に伸ばす。写真のポーズは深く前傾しているので、ここまでできる人はほとんどいないだろう。脚の間で股関節を前にロールするだけでなく、背骨を前に伸ばし、ロールした股関節から前上方に伸ばさなければならないからだ。これができると、股関節と下部脊椎に強烈な感覚が生じる。

◀**2.** このポーズは、脚と体の両方を股関節から離して前に出さなければならないので、とてもむずかしい。腕は頭から離し、後ろに伸ばす。体を脚の下に入れなければならないので、これまでやってきたフォワード・ベンドよりもきついポーズだ。しかし、背骨を脚の間で引きずるのではなく、股関節内を曲げの起点にすることを忘れないように。いずれにしても、背中を長く保ち、鼠径部が開き、股関節が間を通る感じがわかるまで時間をかけよう。

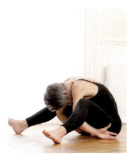

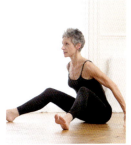

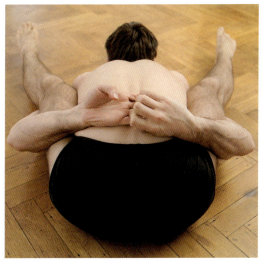

正しくない 頭からつっこむ例の典型である。このような形でトータスを行っても、背中にのって終わるだけである。体が前に崩れているし、前傾が肩から始まって背中まで下りている。股関節にストレッチを感じるだろうが、からだ全体からのサポートがないため、それほどストレッチは深まらない。忍耐強く行えば、最後にはうまくできる。

代案 股関節がほとんど動かない人は、この例にしたがってほしい。腕を支えにして背骨を股関節から引き上げ、長くする。こうすると心地よいだけでなく、お腹を引き上げる感覚もつかめる。十分に強く引き上げられると、股関節の周囲の筋がやわらかくなり、股関節がちょうつがいになって太腿に体を近づけることができる。この代案をする人は、フォワード・ベンドのエクササイズすべてにもっと注意を向けよう。

上級 股関節と背骨が許すなら、さらに前傾し、手のひらを返して天井に向け(親指を内側に)、お尻をつかむか、手を結んでみる。肩甲骨を膝の下に入れることで、膝を重りにして体を押し下げることが目的である。下部脊椎付近で手を結ぶとなんらかの感覚が得られるので、それに反応して体を離す。床にそってできるだけ体を伸ばすと、尾骨からすべての緊張がリリースされるのを感じるだろう。

ショルダー・スタンド shoulder stand

逆立ちのポーズを練習するメリットはたくさんあるが、主には頭と首に大量の血液が流れ込むことである。頭と首を楽にし、緊張をゆるめるのに役立つばかりでなく、ポーズをする前より頭がすっきりし、新鮮な気持ちになれる。

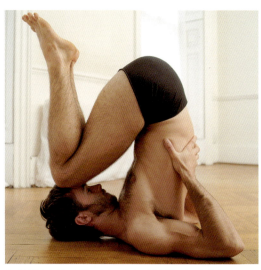

1. 恥骨を上げてお腹のなかに入れ、脚を頭の向こう側までロールする。肩甲骨を上げて、床から離す。背筋を強く使い、肩甲骨を上げて床から離すと、首の痛みは消えるはずだ。

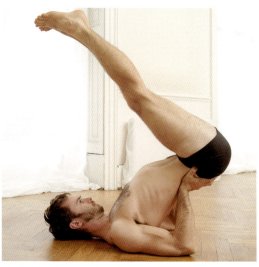

2. 膝を頭の上に置くと背中が痛い人は、背骨を長くするこのバージョンを試してみよう。基本的なルールとしては、首が痛いときは肩甲骨を上げて床から離し、背骨や下背部が痛いときは、股関節を後ろに引いて頭から離す。

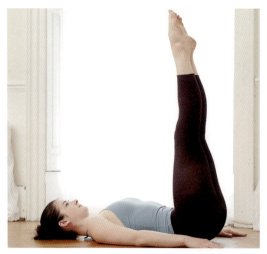

代案 後ろにロールして、L字を作る。必要であれば膝を曲げてもいい。お腹を引き入れ、腕を床につけ、肩甲骨を引き下ろして耳から離す。生理期間の女性は、このポーズでも効果がある。リラックスしたい人は、脚を壁に沿わせるといい。

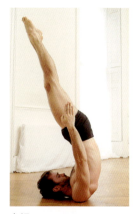

上級 お腹と背中のコア筋を完璧に意識できるときだけ、このポーズに挑戦しよう。意識できていれば、できるはずだ。そうでないときは、やらないこと。このポーズの楽しさの源は、肩甲骨の間にある。

▶**3.** 基本的な2つのルールにしたがう。首が痛い、きついと感じるときは、肩甲骨を上げて床から離す（痛みが続くようなら、とにかく練習をやめて専門家のアドバイスを得ること）。次に、下部脊椎が痛むときは、股関節を後ろに引いて頭から離す。次に両手で肝臓を温め、快適に感じる範囲で、上がる感覚を得ながらその状態を保つ。このポーズにはたくさんの効果があるので、練習して感覚をつかもう。女性は、生理期間の最初の3日は逆立ちのポーズを練習しないほうがいい。

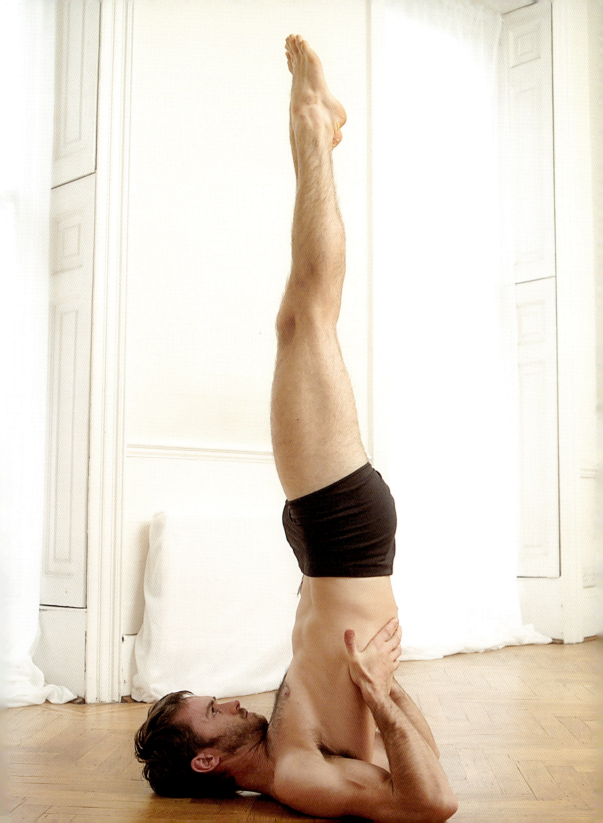

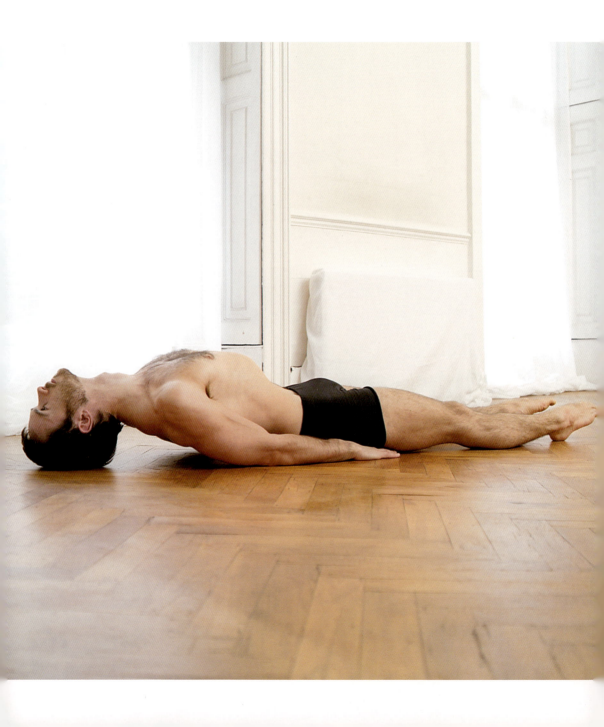

フィッシュから休息へ fish to corpse

これら3つのポーズは流れになっていて、深いリラクセーションへ導いてくれる。
フィッシュは体の前面を伸ばし、開かせる。ベビーは背骨を開き、
股関節を自由にすることを意識させる。そして休息のポーズはこうしてできた空間を意識させる。

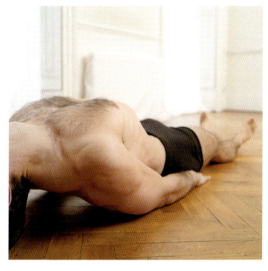

◀ 1. フィッシュ ショルダー・スタンドの次には、逆のポーズとしてフィッシュで終えるのが一般的だ。理由は首を見ればわかる。首の前側を圧迫し、後ろ側を長くしたので、肘を押し下げて上背部のアーチを作ることで、頭を後ろに落とし、頭頂部を床につけるのだ。脚を伸ばし、お腹を長くすると、上体のアーチをほかの部分が支えているように感じられる。このとき、下部脊椎だけでアーチを作らないようにする。ゆっくり体を下ろすときに背中が痛くなる可能性があるからだ。何よりも、胸を開こう。肩甲骨の間のスペースに息を吸い込み、息を吐くときはウェストを長くする。

▶ クローズアップ この角度から見ると、手の位置のほか、胸を上げて開くことが何より強調されていることがわかる。下部脊椎のアーチを強めすぎずに、上背部のアーチを作る方法がわかるだろうか。胸の上部に息を深く吸い込み、肩の間のスペースを開くこと。

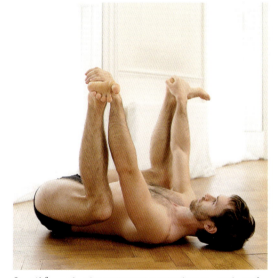

2. ベビー ポーズ後、下背部の痛みに気づいたら、ベビーのポーズをしよう。背骨がどれだけ長くなるかに気づくために、このポーズを使うのだ。仙骨と尾骨を床につけ、膝を脇の下のほうに下ろすと、股関節が開き、下部脊椎が平らになる。肋骨を突き出すと肋骨の下に隙間ができるので、突き出さず、肩を頭から離す。

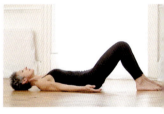

3. ベビーのポーズ以降はリラックスする時間なので、かかとを床に下ろして膝を曲げる。こうすると背骨が長くなり、床に平らにつくはずだ。

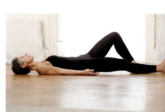

4. 片脚をまっすぐ伸ばすが、このとき背骨のどれだけの部分が引っ張られ、床から離れるかに注目する。これは、股関節前面の緊張が原因である。脚を楽に伸ばし、背骨をやわらかく保つ。

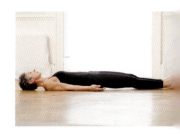

5. 休息 準備ができたと思ったら、もう一方の脚も伸ばし、もう一度背骨の上がり具合に注目する。両脚を伸ばすと下部脊椎が痛むときは、両脚を曲げ、かかとを床につける。楽にして、そのまましばらくじっとする。

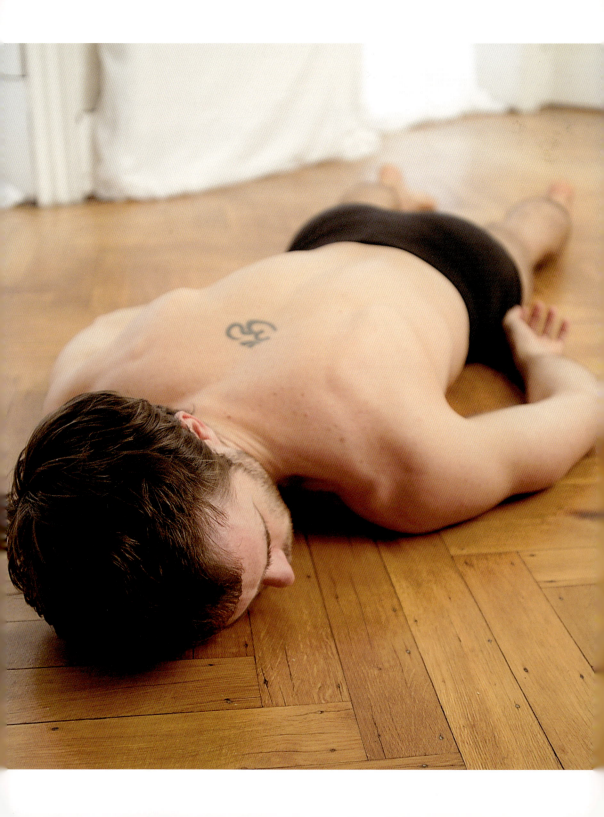

チリング・アウト chilling out

疲れたときに休みたくなり、休んだ後は気分がよくなるのは当たり前のことだ。
また、筋がリラックスすると、頭もリラックスしやすいのも確かだ。
練習を終えたとき、あなたは疲れを感じているだろう。

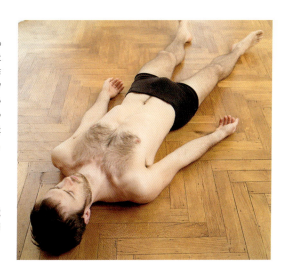

◀1. 体のやわらかい側が下になるよう、うつ伏せになる。骨張った部位でじゃまされないと、沈み込む感覚をとても楽に得られることに気づくはずだ。ここで、すべての作用には等しく、反対向きの作用が生じるという科学の法則に立ち返ろう。だから、激しくワークしたあとは、よく休んだほうがいい。どの筋が疲れているかがわかると、ゆるめやすい。同様に、激しく使ったほうがリラックスさせやすい。最終的に体はゆるみやすくなり、ゆるむ準備も整っているはずだ。これを定期的に繰り返すと、手放す感覚がわかるだろう。いずれは練習後だけではなく、つねにこの感覚をもてるようになる。

▶2. 転がって背中を下にするが、お腹側で気づいた沈み込む感覚を持ち、骨ばった部位も含め、体をパタッとひっくり返す。股関節を開き、肩甲骨を広げ、胸を開く。手放そう。もう練習は終わる。

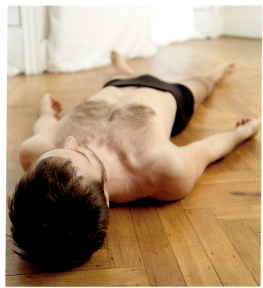

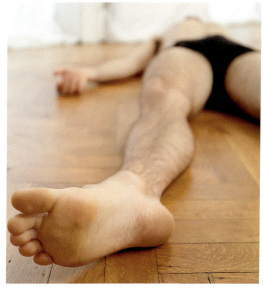

3. 横になっていると、何かを考え、頭を働かせたくなるだろう。だから心のなかで足を意識することで、できるだけ頭を使わないようにすること。体は動かさずに、心だけ足に向けるのだ。頭のなかでは、体をもぞもぞしたり、動かしたり、考えたり、想像したりしたいかもしれない。たとえば呼吸数や心拍数を数えることなど、気晴らしになるものがあったら何にでも飛びつくだろう。

4. しかしいくら頭で考えようとしても、あなたにはかなわない。あなたの体には何千ものインパルスや感覚がある。頭を使いたくなったら、体の感覚を観察し、そのなかで生きることで気をそらしてほしい。これが真のリラクセーションであり、瞑想であり、落ち着いた状態なのである。しかしなんといっても、あなたが待っていた開放感や幸福感の源は、あなたのなかにある。楽にして、感じよう。

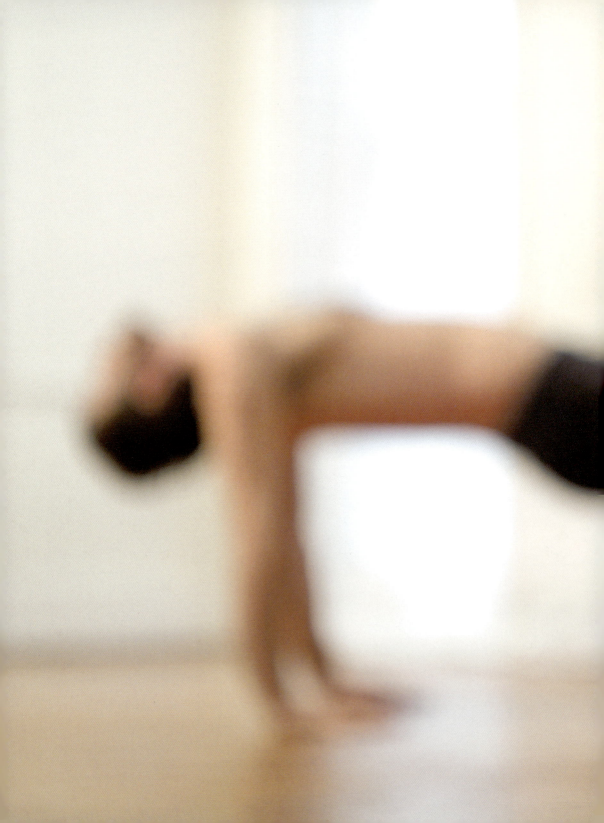

シーケンス

ここではウォームアップのシーケンスを3つと、ルーティンを4つ紹介する。
すべてをまねする必要はないが、できるポーズは練習しよう。
ポーズについて詳しく知りたいときは、該当する項を読み直してもいい。
各ポーズに時間をかけて呼吸がどう影響するかを見たり、1呼吸で
次のポーズに流したりしてみよう。1つのポーズに10呼吸以上の時間をかけると
持久力を、1呼吸で次のポーズに移ると心臓血管系を鍛えることになる。
各シーケンスの終わりでは、5分間静止する時間を設けること。

ポーズを組み合わせる

川を見ると、なかほどは流れが速く、沈殿物をはるか遠い海まで運び去っていく。一方、川岸のほうは流れがゆるく、渦を巻き、運んでいる沈殿物をもて遊び、川岸に取り残す。川岸に残されたものが積み上がると、やがて川の形が変わる。流れの速い中央部をどんどん押して、遠ざけるからだ。

脂肪と川とあなた

あなたの体はエネルギーの大きな川である。循環が悪いところでは、沈殿物（脂肪）がたまり、そうなると体の内側だけでなく、外側にもそれが現れる。座ったまま動かないでいると、体が最高の状態にあると感じることも、そう見えることもないのは当たり前だ。要するに、ポンプの役割を果たす筋が活動しないために、体内の川が自由に流れるのを助けてくれず、脂肪が蓄積するからだ。

川の流れに気づき、天然のポンプの働きを助けるためには、これまでに習ったことをすべて組み合わせよう。サルからヒトに変わるときのように、股関節をちょうつがいにして体を曲げ、お尻と太腿の「ポンプ」を見つけ、背中とお腹を使って背骨を長く、自由に保とう。

この本で学んだことはすべて、地図だと思ってほしい。しかし、各段階で「この地図に納得できるか？」と自問すること。納得できなければ、迷わずに地図を捨ててやり直そう。納得できるなら、地図にしたがい、本書の言葉や動作、ポーズ、解説を体のほうでも納得できるよう感じてほしい。体で感じられるまで、その声を聞き、感じるのだ。

ウォームアップ

次ページ以降、簡単なウォームアップのシーケンスを紹介する。どれも流れになっているので、1つのポーズを長く保つことはない。息を吸って吐く、立位から体を曲げる、見上げてから1歩下がるなど、呼吸をするように流すのだ。これらの動作をするときはつねに、背骨を長くし、お腹を使い、首をやわらかくし、肩甲骨を寄せて上げるのではなく開いて下げる。

それができないときは、最初に戻り、コアの強さを学び直そう。あなたが体を動かすのはこのルーティンを行う10〜15分だけではない。だからこのルールは、練習の間だけあてはめればいいものではない。車を運転するときに、ストレスで肩が耳まで上がっているなら、下ろそう。洗い物や料理をするとき、背骨を長くし、お腹を引っ込め、下部脊椎を支えているだろうか。職場の席に座っているとき、椅子から体が上がる感覚があるだろうか。もっと意識できるようになれば、どの動きも簡単に感じられる。

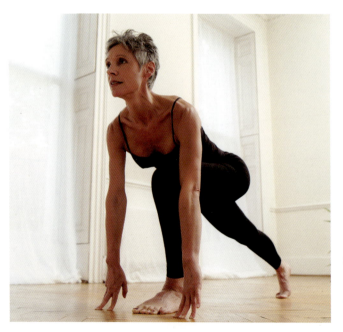

左と右 本書のエクササイズを行えば、コアの強さを見つけられるうえ、ランジや立位のポーズはスタミナの強化に役立つ。しかし、「体調がいい」ときだけでなく、日常生活でもこの情報を活用すれば、本当の意味で感覚を得られるはずだ。

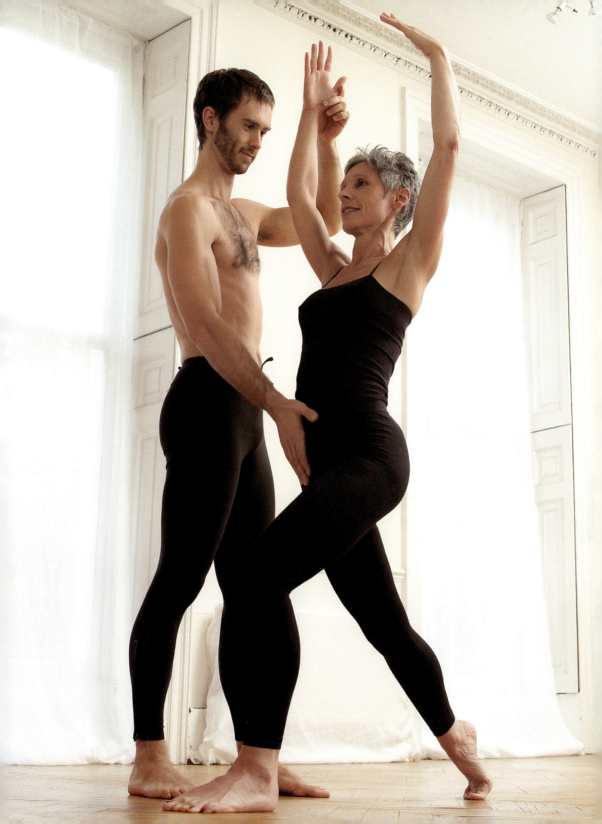

リラックスのシーケンス：ウォームアップ 1
relaxing sequence – warm-up 1

これはリラックスするためのウォームアップなので、次ページ以降のポーズをする前にやってほしい。そうすると、筋に用意ができ、次に起きることを予測でき、けがの予防になる。

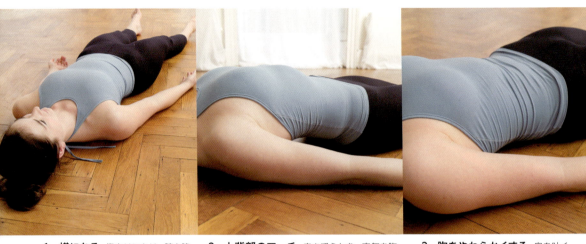

1. 横になる 仰向けになり、腕を脇に置く。五感を使って、自分の体のどれだけの部分が床に平らについているかを感じ取り、息を吐くたびに少しずつ体を下ろせるかどうか、試してみよう。

2. 上背部のアーチ 息を吸うとき、空気を胸の上部に導き、肩甲骨の間で背骨を縁取る上背部の筋を収縮させるときに胸骨を上げられるかどうかを試してみる。

3. 胸をやわらかくする 息を吐くとき、胸をやわらかくし、上背部のアーチをやわらかくする。この動作を繰り返し、上背部を動きやすくする。上背部の動きだけを感じられるか、試してみよう。

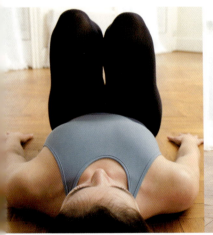 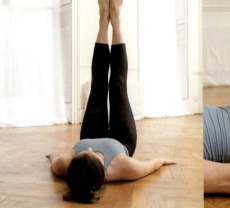 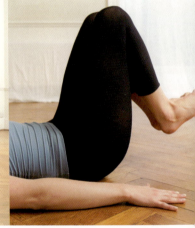

7. 両膝を胸につける 両膝をゆっくり胸のほうに引く。このとき脚を上げる前にかかとをお尻のほうに引き寄せると、背中がアーチを描いたり、お腹が突き出たりせずに、コアが安定する。

8. L字 コアが働き、股関節が安定した感じを得ることが大切で、脚がまっすぐかどうかは二の次である。背中を長くして、床につける。体の後ろ側をストレッチするような感じにする。呼吸をして、体を長くする。

9. 脚を下ろす 膝を曲げて体から離して両脚を下ろしながら、恥骨を引き上げる。こうすると、脚を下ろすときに主にコアの強さを使うことになる。

これらの運動は次から次へ流してやるものなので、1つのポーズをホールドしすぎず、30秒、または深い呼吸2回分で次に行く。全シーケンスを行っても数分しかかからないが、定期的にやれば効果はすぐに現れる。コアが強化され、本書で紹介した運動に限らず、すべての運動が楽になる。

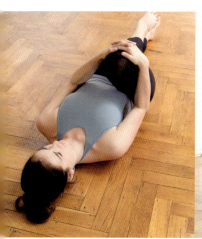

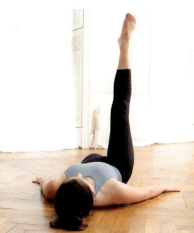

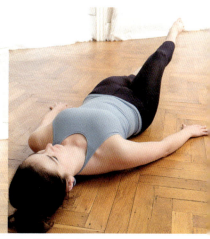

4. 膝を胸につける 少し休息したら、深く息を吐く。片脚を上げて胸につけ、膝の下で両手を組む。両側のウェストを長く保ち、お尻と下部脊椎も長くできるか試してみよう。

5. サブマリン 膝を離し、脚を伸ばす。脚をまっすぐにできなければ、膝を曲げたままかかとを高く押し出す。ここで大切なことは、お腹を突き出さず、下部脊椎のアーチを床から離さないことである。肋骨とお腹を、上げた脚から離すこと。

6. 脚を下ろす 膝を曲げながら脚を下ろす。脚は少し外転するか、まっすぐにする。お腹の力を保ち、背中がアーチを描いたりお腹が突き出たりしないようにする。もう一方の脚でも同じ動作を繰り返す。

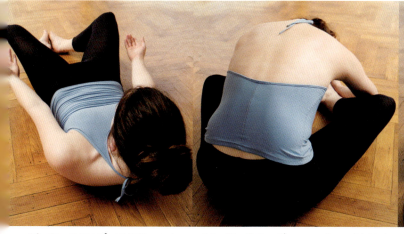

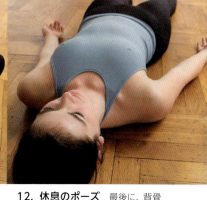

10. ロールアップ 足が床についたら、脚を外側にロールして広げ、お腹を強く引き上げ、脚ごしに足が見えるようにする。このとき得られる引く力にしたがい、ロールアップして座る。

11. ロールオーバー ロールアップするときに、股関節の動きを意識する。脚に覆いかぶさるようにロールするとき、下部脊椎から曲げるのではなく、股関節からロールすること。ちょうつがいから前に曲げることを身につけたいので、前後にロールする動きを繰り返し、股関節の動きを感じる。

12. 休息のポーズ 最後に、背骨全体を使ってロールバックする。床に横になったら、ゆっくり片脚を伸ばしてからもう一方を伸ばし、休息する。五感を使って、最初より床についている部分が多くなったかどうか感じよう。

ロケット・マンでの休息：ウォームアップ2
resting rocket man – warm-up 2

このシーケンスはすべて、活動とリリースを基本としているので、活動するポーズでは筋を使ってポーズからポーズへ飛ぶように移ろう。次にチャイルドのポーズに入ったら、楽に感じるはずだ。

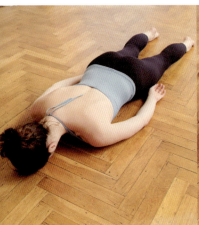

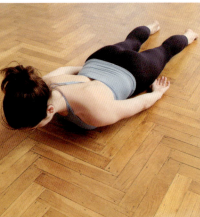

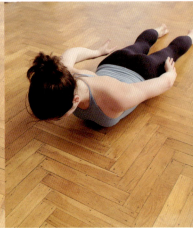

1. うつ伏せになる うつ伏せになり、床に接するやわらかい部分（お腹、太腿、胸）に意識を集中させる。体を楽にして、体の前面のできるだけ広い部分が床に接していることを感じる。

2. チェスト・リフト お腹をできるだけ引き上げて床から離し、下部脊椎を正しい位置にし、胸から額にかけて体の前面を長くする。前のポーズと変わらずに、肩甲骨を開き、腕をゆるめた状態を保つ。

3. グラウンデッド・ロケット・マン 首の後ろを長くし、お腹を上げ、脚を楽にしたまま、肘を上げ、親指でお尻の下のしわに触れる。肩甲骨を開いた状態を保つ。

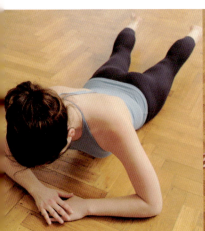

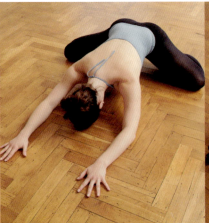

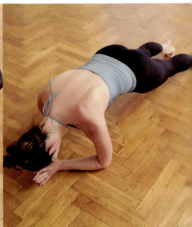

7. ダブル・レッグ・リフト 下部脊椎が垂れたり、胸が落ちたりせずに両脚を上げるのはとてもむずかしいので、脚が床からどれだけ上がるかではなく、こうした注意点に意識を向けること。

8. ビッグ・ベリー・チャイルド もう一度お腹を使い、体を後ろに押し下げるときに背中が崩れないようにする。膝を広げれば広げるほど、股関節が開いた感じがするが、下背部が硬いと感じるときは、ベリー・ゲイジングをやってみると緊張がゆるむ。

9. エルボー 親指の上に頭を置き、へそを一番高くする。頭からつま先まで長く、なめらかな弧を描き、体の前面の力で背中を開く。

休みたいと筋が悲鳴を上げているときにチャイルドをすると、筋がさらにゆるむからだ。このシーケンスは長くかからないので、何度も繰り返し、1つのポーズから次のポーズへ流れるように筋が体を導くのを感じてみよう。定期的に行うと、コアの強さの効果を実感できる。

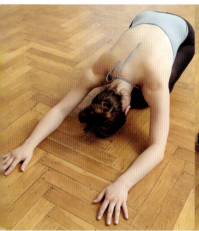

4. チャイルド 両手を肩の下に置き、お腹をしっかり引き上げる。するとお尻をかかとにつけるときに背中を支えてくれる。肩がとても硬いときは、腕を広めのY字にする。

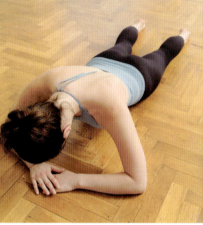

5. ベリー・ゲイジング 最初のポジションに戻り、以前よりリラックスしているかどうかを確かめる。次に、両手を額の下に置き、肘を押し下げて、お腹を見下ろし、お腹が内側に引き上げられているのを感じる。

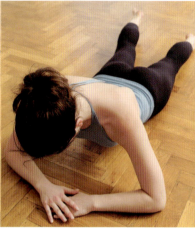

6. レッグ・リフト 同じポーズを保つ。背中を開き、体の前面を長くしたまま持ち上げ、下部脊椎を長くする。太腿を後ろに長く伸ばし、体から離すことで、片脚を上げる。上げた側のお尻の上部を引き締めてみよう。脚を換えて、この動きを繰り返す。

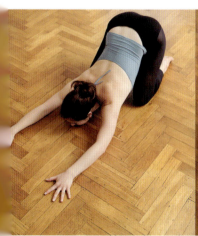

10. ノーティ・チャイルド このポーズでは、お尻を天井に突き上げる。お尻から指先まで長い弧を描くと考えよう。背中の長さが、お腹の長さを反映しているのだ。

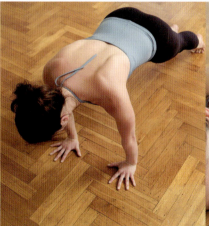

11. プレス・アップ 理想的には、肩を手首の真上に置き、体の下に広いスペースを作る。胸を上げて床から離し、肩甲骨の間のスペースを開き、もう一度、額からつま先までが弧になっているかどうか意識する。

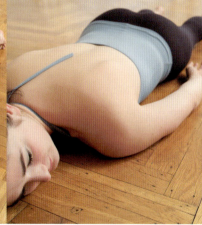

12. うつ伏せ どれだけ体を床に沈めることができるか、最初に比べてどれだけ広い範囲で体の前面を床につけることができるか、試してみよう。意識的に筋群を収縮させてから、リリースし、楽にする。

立位のシーケンス：ウォームアップ3
standing sequence – warm-up 3

このウォームアップでは、これまで体について学んだことのすべてを立位のポーズに取り入れている。私たちは起きている時間の大半を立位で過ごしているので、日常生活の行動パターンに似た動作を

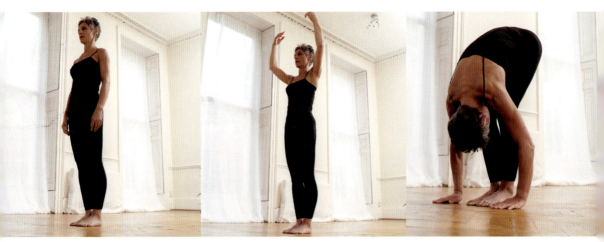

1. 立位 胸を引き上げ、両手を体側にたらして背筋を伸ばして立つ。このときかかとから後頭部までつながっている感覚を得る。肩甲骨を開いて下に引く。息を吐くときに、胸をやわらかくする。

2. 腕を上げる 息を吸う。腕と背中のつながりを感じ、肩甲骨を下ろしながら腕を上げると、肩が楽になって下りる。腕を前に出すと、肩甲骨の動きを感じられるので、それから腕を頭上に持っていこう。

3. フォワード・ベンド 息を吐く。膝をやわらかくしてお尻を上げ、お腹と背骨を長くする。すると下部脊椎から崩れるのではなく、股関節をちょうつがいにして前に体を倒すことができる。

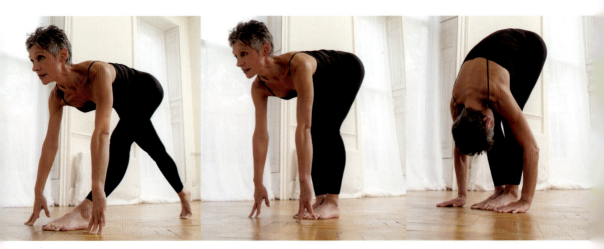

7. シングル・レッグ・ストレッチ 息を吐く。股関節をちょうつがいにし、前側の脚を押して長くしながら、胴を前の脚のほうに倒す。ストレッチを楽しみながらも、前側の膝をやわらかく保つ。膝を過伸展しないこと。

8. ルッキング・アップ・フォワード・ベンド 息を吸う。後ろの脚を前に出し、足をそろえる。後ろ側の脚を曲げてやってみよう。一歩前に出すとき、まっすぐにした脚の股関節を意識できるはずだ。この動きをするときに、体の軽さを保てるかどうか、やってみよう。小さく2歩歩いたほうがいいかもしれない。

9. フォワード・ベンド 息を吐く。かかとを押し下げ、膝をやわらかく保ち、お尻を持ち上げ、お腹を引き上げ、頭を楽にして足のほうに下ろす。手のひらを平らにして、足の両脇の床につける。

練習しないと、習慣化した運動パターンを変えるチャンスはまずない。納得できるまでこのウォームアップを実践すると、1つのポーズから次のポーズへと呼吸の導きに任せられるようになる。これができ、足が軽くなった感覚に気づくと、動くときに完全に体をコントロールできる。

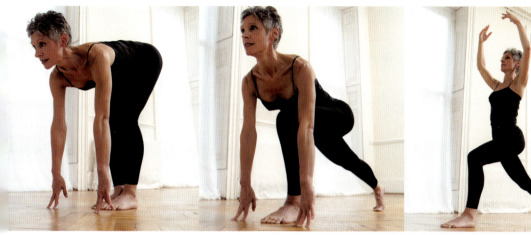

4. ルッキング・アップ・フォワード・ベンド 息を吸う。首ではなく上背部を使ってルック・アップをし、肋骨を開き、息を吸い込むスペースを広くする。胃を長くし、お尻を天井に突き上げる。

5. ランジ 息を吐く。前の脚を90度に曲げたまま、もう一方の脚を後ろに突き出す。脚からお腹まで長くすることに気持ちを集中させる。股関節を膝より高く保ちながら、お腹の筋も強く保つ。

6. ランジ 息を吸う。手を頭上に上げる。股関節から体を持ち上げ、恥骨を上げることで下部脊椎を長くする。後ろ側の脚を長く、まっすぐに伸ばし、股関節の感覚を意識する。

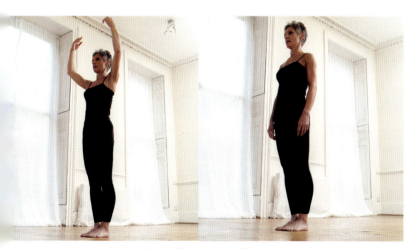

10. フラットバックから腕を上げる 息を吸う。ルック・アップをしてから、背筋を伸ばす。膝をやわらかくして、お腹を引き入れ、背骨を長く保ったまま、股関節をちょうつがいにして立位になる。肩を下ろして、腕を上げる。

11. 立位 息を吐く。息を吐きながら胸を楽にし、肩甲骨の間で腕の重みを感じる。腕を体の前にもっていき、肩甲骨を肋骨に平らにつける。もう一方の脚でもこのシーケンスを繰り返して、1ラウンドとする。

大地のシーケンス earthing sequence

疲れやストレスや不安があるときは、床に近づき、床を感じると、息ができるようになり、感情が鎮まる。このシーケンスを使って床がどこにあるか、簡単なポーズでもどれだけ不必要に筋を緊張させてきたかに気づくこと。

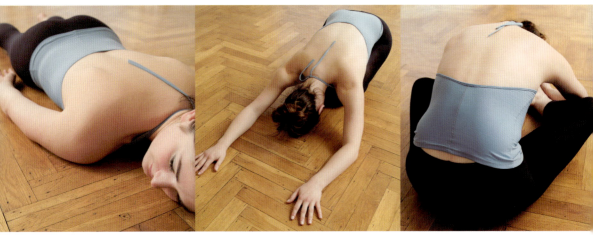

1. スリーピング・スーパーマン うつ伏せになり、床から垂直落下していると想像してみよう。上背部と肩甲骨を使うこと。すると背中が開く気がする。

2. チャイルド 呼吸をして時間をかける。お腹と背中を使い、前の写真のポーズからこのポーズに移行する。

3. コブラー お尻の上に体重をのせる。股関節を低く保ち、お尻にストレッチを感じる。これらの筋を使い、膝を離しやすくする。

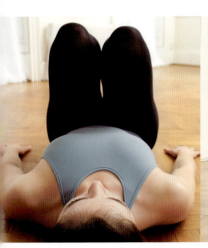 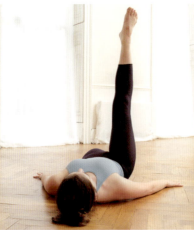 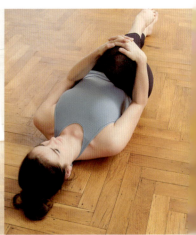

7. ニー・ハグ ゆっくり股関節を下ろし、体重がどこにかかっているかを意識する。膝を抱えるときも、股関節を意識する。下部脊椎を長くする。

8. シングル・レッグのL字 片脚を床に置き、股関節からしっかりストレッチしながら、もう一方の足を天井に向かって伸ばす。体重を股関節のなかで保つ。胸を楽にし、お腹を引き入れる。

9. シングル・ニー・ハグ 空中で膝を曲げながら、お尻と下部脊椎が長くなるのを感じる。この感覚を失わずに、しっかり味わおう。もう一方の脚でシングル・レッグのL字から繰り返す。

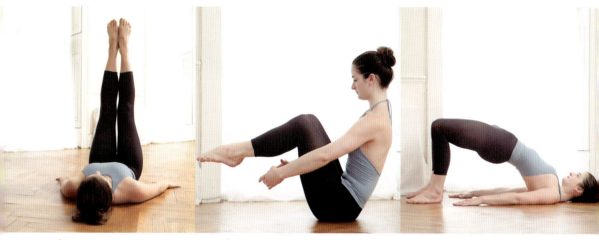

4. L字 お尻を引き締めて脚を開いてから、恥骨を上げて背中をロールし、L字を作る。体がやわらかくない人は、膝を曲げる必要があるかもしれない。

5. バットフィンク 膝の裏側で姿勢を保ちながらロールを始め、背中にでこぼこがないよう気をつけながらロールする。

6. ブリッジ ロールアップしてコブラーになってから、足の準備をし、ロールして背中を下ろし、股関節を空中に持ち上げる。股関節を働かせたまま、背骨を長くする。

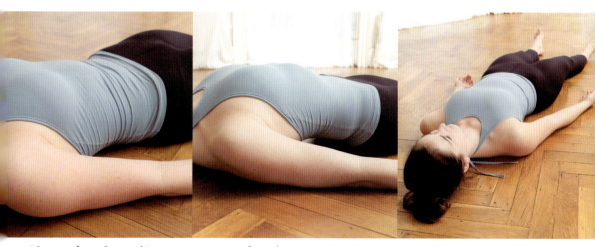

10. アッパー・バック・バウ 両脚を床に下ろし、脚の重みを股関節とお腹で保ち、下部脊椎を長く保つ。肩を離し、床に沿って上部脊椎を長くする。

11. アッパー・バック・アーチ 胸をやわらかくし、肩を収縮して下ろし、外に広げて、首を長くして、上中背部でアーチを描く。

12. 休息 これまで使った筋をリリースし、楽にする。筋がやわらかくなって床に入っていくのを感じてから、もう一度、床から落下するところを想像しよう。大地があなたの体を支えてくれる。

エネルギーのシーケンス energizing sequence

エネルギーを出すためには、すべてを動かさなければならない。だからこのシーケンスは、流れるように行う際に大きな動きを必要とするポーズで構成している。これらの動きによって生まれるスペースのなかで、体を実感できるようになる。時間をかけて、1つのポーズから次のポーズへと移ろう。

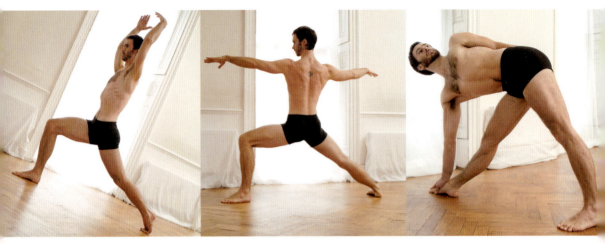

1. ランジ シングル・レッグ・ランジを最高5回やったあと、ランジのポーズで止まり、後ろの脚を押してまっすぐに伸ばす。お腹を引き上げて、股関節のワークを保つ。

2. ペルト・バトック・ウォリアー 前の膝を動かさずに、後ろ側の脚の股関節をロールする。腕を肩の高さまで下ろすが、腕の重みは肩甲骨の間で保つ。

3. トライアングル 前の脚を押してまっすぐにし、股関節をちょうつがいにして胴を地面のほうに回す。お腹を使い、胸と股関節をロールして、床に対して直角に保つ。

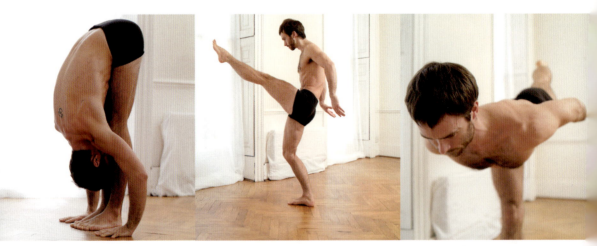

7. フォワード・ベンド 両脚で一連のポーズを終えたら、前にジャンプし、膝をやわらかくしたまま、かかとを床に押しつけ、お尻を持ち上げる。

8. カラテ・キッド ロールアップして立位になり、一方の脚を前に突き出す。お腹を後ろのほうに収縮し、脚の重みを腹筋で感じる。

9. ロケット・マン 上げた脚を後ろに持っていき、体と一直線にする。そしてロケット・マンで得られる感覚を通じて、その脚をストレッチする。

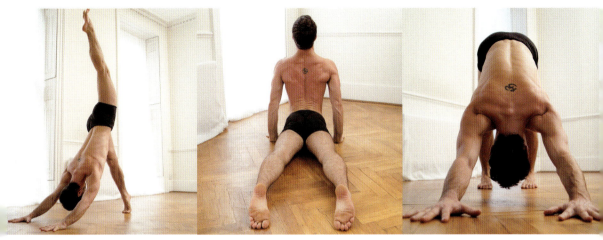

4. ドッグ・スプリット お腹と股関節の後ろ側を使って胸をロールし、床と平行にする。手を床に押しつけ、後ろ側の脚を後ろに蹴り、手首からつま先まで1本のラインをつくる。

5. アップ・ドッグ ゆっくり体を下ろしてプレス・アップのポジションになる。両足を床につけ、股関節を下ろし、胸を上げる。背中を使い、背中を開いたまま肩を下に引く。

6. ダウン・ドッグ お腹から体を持ち上げて、プレス・アップのポジションになる。お腹を持ち上げながら、肩を離し、お尻を後ろに突き上げる。もう一方の脚でランジをし、この動きを繰り返す。

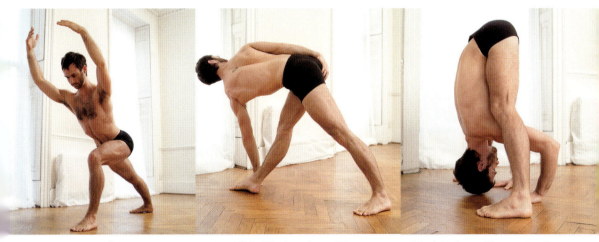

10. サイ・ランジ 支える脚の膝を曲げ、背中をストレッチし、上体を下ろしてニー・トレンブリングのポーズに入る。お腹を高く保ち、前の脚の太腿から離しておく。

11. リボルブド・トライアングル 前の足の脇に反対側の手を置き、もう一方の手でお尻を持ち上げる。すると、体が前の脚のほうにツイストするが、お腹を使って体のツイストを支える。プレス・アップ、アップ・ドッグ、ダウン・ドッグ、ジャンプをしてから、もう一方の脚でロケット・マンから始める。

12. トライアングル・フォワード・ベンド もう一方の脚でもプレス・アップ、アップ・ドッグ、ダウン・ドッグのシーケンスをしてから、ジャンプしてこの写真のポーズに入る。膝をやわらかく保ち、お尻を上げる。リラックスするポーズをいくつかやって、休息してから、シーケンスを終える。

力のシーケンス strength sequence

このシーケンスは腕の力に頼っているように見えるが、実は本当に必要なのはコアの力だ。最初のポーズでは、肩と腕ではなく、背中とお腹で体重を支えていることを感じよう。

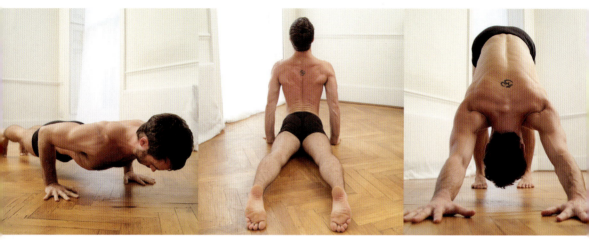

1. プレス・アップ 体の下側でへそを高く保ち、肩甲骨を背中のほうに下げる。次に、肘を曲げて（体が崩れないように）、息を吐きながら胸を楽にし、全体重を背中で感じる。

2. アップ・ドッグ 股関節を落とし、プレス・アップで使った筋で胸を持ち上げる。お腹からつま先まで脚をストレッチする。

3. ダウン・ドッグ お腹を使い、プレス・アップの頂点で少し止まってから、股関節を上げてダウン・ドッグをする。手首、肩、お腹の感覚に注意を向けること。

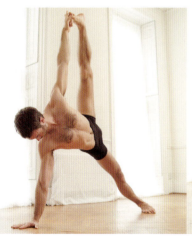 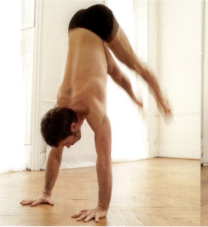 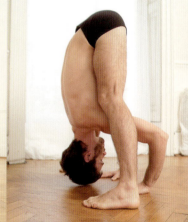

7. サイド・トライアングル 後ろの足の外側に体をロールし、体側に体をのせ、上側の脚を空中に残す。体の下のスペースを潰さないようにしながら、上側の脚の親指をつかんでみよう。

8. ジャンプ ジャンプし、逆側の脚を前にしてランジをする。そしてランジからドッグ・スプリット、サイド・トライアングルを繰り返す。両側でポーズを終えたら、ジャンプして両足を手首の後ろに置き、頭を落とし、お尻を高く上げる。下部脊椎の緊張をすべてリリースする。

9. トライアングル・フォワード・ベンド お尻を上げるときに、お腹が引き上がる感覚を得る。お尻を上げる動きに注目する。

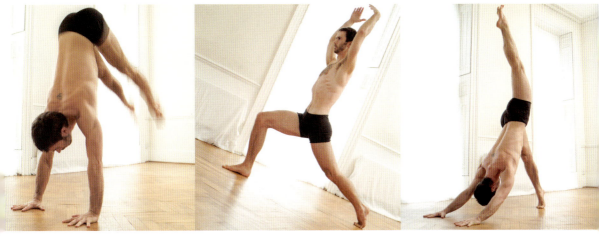

4. ジャンプ 手首から肩、お腹にかけての強さを感じたら、その強さを保ったままジャンプする。ジャンプの頂点で片足を前に出し、ランジの準備に入る。

5. ランジ このポーズでは、まだジャンプの頂点にいるかのように軽さを保つ。背中を使って腕を上げ、お腹を使って股関節からの浮力を保つ。

6. ドッグ・スプリット なめらかな一動きで前側の脚を後ろにもっていき、ドッグ・スプリットをする。ただし肩と股関節を水平にし、このポーズの強さをコアで保つこと。

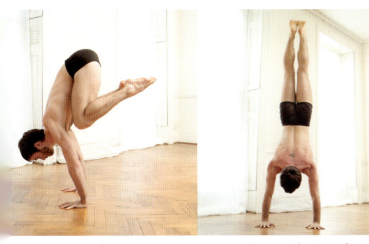
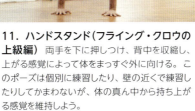

10. フライング・クロウ 両膝を腕の後ろに置き、かかとを持ち上げ、上がる感覚を見出す。腰に巻いたロープで吊り下げられた感じがする。

11. ハンドスタンド（フライング・クロウの上級編） 両手を下に押しつけ、背中を収縮し、上がる感覚によって体をまっすぐ外に向ける。このポーズは個別に練習したり、壁の近くで練習したりしてかまわないが、体の真ん中から持ち上がる感覚を維持しよう。

12. プレス・アップ 上肢帯をちょうつがいとし、腕の強さを保ったまま、体を下ろしてプレス・アップに戻る。できそうになければ、このポーズをとばしてかまわない。このシーケンスをやった後は、リラクセーションと静寂が訪れるはずだ。

リラックスするシーケンス relaxing sequence

このポーズはどれも、股関節を水平にしたり、頭より高くしたりするためにデザインされている。
体を反らすと、心臓にかかる負荷が大きく減り、重力でじゃまされていた血液が頭に大量に供給される。
このシーケンスでは肩と首の緊張がリリースされるので、体をより軽く感じられる。

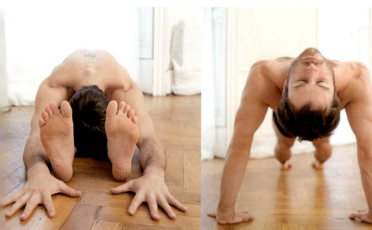

1. シーテッド・フォワード・ベンド フォワード・ベンドだからといって、必ずしも脚を伸ばす必要はない。股関節をちょうつがいとし、お腹を股関節から上に長くすること。

2. テーブル 両手を体の後ろにつき、背中を開いたまま、お尻と背中を使って体を持ち上げ、テーブルをする。胸をやわらかくし、胸と肩にストレッチを感じよう。

3. コブラー お尻を下ろし、かかとを股間に引き寄せる。お尻を使い、膝を開いて床のほうに下ろし、股関節をちょうつがいにして体を前に倒す。

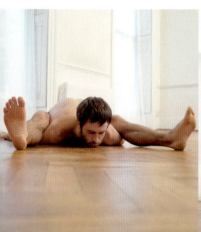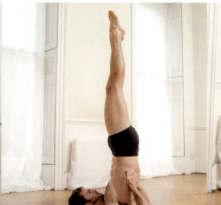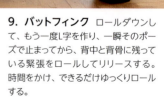

7. トータス ロールアップし、脚を広げ、脚の間に体を倒す。このポーズの目的は脚を伸ばすことではなく、股関節と下部脊椎を開くことだ。

8. ショルダー・スタンド ロールダウンし、脚を空中に上げて体でL字を作る。膝とすねを顔のほうに引き、お腹を使いやすくする。

9. バットフィンク ロールダウンして、もう一度L字を作り、一瞬そのポーズで止まってから、背中と背骨に残っている緊張をロールしてリリースする。時間をかけ、できるだけゆっくりロールする。

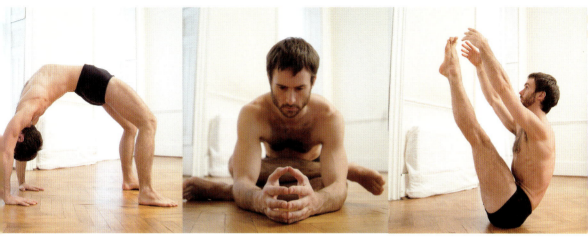

4. ブリッジ 背中をロールして床につけ、股関節をさらに上にロールし、背中を曲げるこのポーズに入る。股関節を長く保ち、このポーズで下部脊椎を長くできるか確かめよう。

5. ダブル・ピジョン ゆっくり体を下ろし、片脚を上にのせるか、前に置くかして両脚を重ね、股関節をちょうつがいとして体を前に倒し、股関節と下部脊椎を開く。脚を換える。

6. バットフィンク 両膝を肩のほうに引き寄せながら、下部脊椎をカールしてお腹を使い、背骨に沿って上下になめらかにロールする。

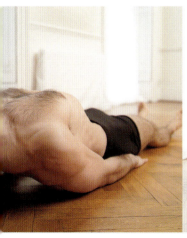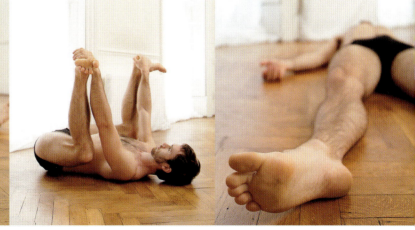

10. フィッシュ 背骨が開いて下りるのを感じたら、横になり、上背部の筋に意識を向ける。肩甲骨を広げてから背中のほうに下ろし、上部脊椎でアーチを描く。

11. ベビー 膝を曲げ、脚を胸のほうに上げる。膝を曲げ、床に沿ってお尻を押して体から離す。もう一度、股関節と下部脊椎が開くのを感じる。

12. 休息 かかとを床に下ろし、膝を上げたまま休息してから、脚を下ろして完全にリラックスする。背中が新しい長さになじむよう、たっぷり時間をかけること。

インデックス

あ
足　13, 34, 40, 73
　　ジミー・チュウ　34, 35
　　テーブル　90-91, 92
　　扁平足、平らな感じ　33
脚　34, 42, 44, 73, 74
　　サイド・ランジ　44-45
　　ペルト・バトック・ウォリアー
　　　42-43
足首　33, 34, 73
　　ジミー・チュウ　34, 35
アセンブリー・ポジション　22, 96
アップ・ドッグ　52-53
安全　9
アンバランス　30-31, 32, 34
アーチ　33, 35
胃　14-15, 20, 31
　　アブドメン・タック　16-17, 20
　　エルボー・リフト　19
　　カラテ・キッド　80-81
　　スタマック・カール　18
　　力のシーケンス　124-125
　　ロケット・マン　84-85
衣服　9
ウォームアップ　109, 110
　　立位のシーケンス　116-117
　　リラックスのシーケンス
　　　112-113
　　ロケット・マンでの休息
　　　114-115
腕　24
　　アーム・リフト　27
エイプ・スタンス　15
エイプ・バック　25
エネルギー　38, 110

エネルギーのシーケンス
　122-123
エルボー・リフト　19
お尻　15
　　ペルト・バトック・ウォリアー
　　　42-43

か
鏡　27, 34, 38
肩　24, 50, 52
　　アーム・リフト　27
　　ショルダー・スタンド
　　　102-103, 105
　　リラックスのシーケンス
　　　118-119
カラテ・キッド　80-81
休息　105
筋　14, 24, 32, 73
　　股関節屈曲筋
　　　19, 20, 81, 99
　　サイド・トライアングル
　　　66-67, 90
　　大地のシーケンス　120-121
　　チリング・アウト　106-107
　　テーブル　90-91, 92

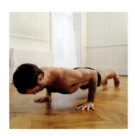

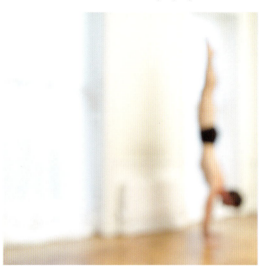

ロケット・マンでの休息
　114-115
緊張　12, 24
　　ショルダー・スタンド　102-103
　　トータス　100-101
　　　118-119
靴　20, 32
首　24, 102
　　アーム・リフト　27
　　ショルダー・スタンド　102-103
　　リラックスのシーケンス
　　　118-119
けが　38, 112
血流　83, 102, 118
股関節　14, 15, 20, 34, 40,
　　42, 70, 73, 87
呼吸　9, 109
　　ダブル・ピジョン　96-97
　　コブラー　92-93, 94
アセンブリー・ポジション
　22, 96
股関節のバランス　30
コブラー　92-93, 94
ダイヤモンド・カール　21
ピュービック・リフト　18, 23
フィッシュから休息へ
　104-105
ペルト・バトック・ウォリアー
　42-43

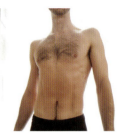

リボルブド・トライアングル
　70-71
リラックスのシーケンス
　118-119
ロケット・マン　84-85

さ
サイド・トライアングル
　66-67, 90
サイド・ランジ　44-45, 46
支え　50
脂肪　110
消化器系　60
ジミー・チュウ　34, 35
シーテッド・イーグル　82-83
シーテッド・ツイストおよび
　プレイヤー　62-63
シーテッド・フォワード・ベンド
　88-89, 90
ジャンプ　56-57, 58
柔軟性　11, 12-13, 22
重力　13, 56
ストレス　12, 24
　　大地のシーケンス　120-121
頭痛　24
脊柱側湾症　32
背中　20, 24, 30, 50, 52, 62
　　エイプ・バック　25
　　下背部の痛み　16, 18, 26,
　　　105
　　シーテッド・フォワード・ベンド
　　　88-89, 90

力のシーケンス 124-125
バットフィンク 98-99
ブリッジ 94-95
ベーシック・バック・ベンド 20, 28-29
ロケット・マン 84-85
背骨 13, 14, 20, 22, 23, 28, 54, 62, 70, 110
シーテッド・ツイストおよびプレイヤー 62-63
脊椎がアーチを描く 30
背骨のカーブ 32
背骨のバランスをとる 31
フィッシュから休息へ 104-105

た
大地のシーケンス 120-121
ダイヤモンド・カール 21
ダウン・ドッグ 34, 48, 54-55, 56
ダブル・ピジョン 96-97
チャイルド 118
チリング・アウト 106-107
強さ 11, 12-13, 37, 38, 42, 110, 113, 115
強さのシーケンス 124-125
ツリー 83
手 13
テーブル 90-91, 92
トライアングル 68-69, 70
トライアングル・フォワード・ベンド 74-75, 76
ドッグ・スプリット 48-49
トータス 100-101

な
内反 102, 118
流れるような動き 38, 122-123

は
ハムストリングス 21, 22
ハンドスタンド 76, 94
バタフライ・ヒンジ 92

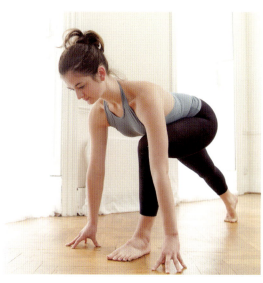

バットフィンク 98-99
バランス 6, 9, 12, 73
 アンバランス 32, 34
 シーテッド・イーグル 83-84
 背中のバランスをとる 31
 トライアングル・フォワード・ベンド 74
 フライング・クロウ 76-77
 ワンレッグド・バイセップ・カール 78-79
ビッグ・バック・ベンド 94-95
ピュービック・リフト 18, 23
膝 34, 42, 73
 サイ・ランジ 46-47

ニー・トレンブラー 46
ペルト・バトック・ウォリアー 42-43
フィッシュから休息へ 104-105
フォワード・ベンド 20, 56, 58-59, 74-75, 89, 94, 99, 101
腹筋を引き入れる 16-17, 20
太腿 40, 46, 83
サイ・ランジ 46-47
フライング・クロウ 76-77, 78
ブリッジ 94-95
プレス・アップ 50-51, 52
扁平足、平らな感じ 33
ベビー 22, 105
ベーシック・バック・ベンド 20, 28-29
ペリカン 62, 64
ペルト・バトック・ウォリアー 42-43
ポーズ 12, 15, 32

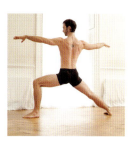

ま
マッサージ 32
胸 30, 31, 52
 胸を落とし、持ち上がるのを感じる 26
 胸を落とし、持ち上がるのを感じる 26

や
ヨーガ 25, 78

ら
ランジ 40-41, 42, 44
 サイド・ランジ 44-45, 46
 サイ・ランジ 46-47
 リボルブド・ランジ 64-65
立位のシーケンス 116-117
リボルブド・トライアングル 70-71, 74
リボルブド・ランジ 64-65, 66
リラックスのシーケンス 112-113, 118-119
練習 8-9, 12, 32
ロケット・マン 84-85
ロケット・マンでの休息 114-115

わ
ワンレッグド・バイセップ・カール 78-79, 81

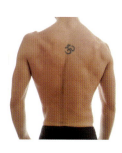

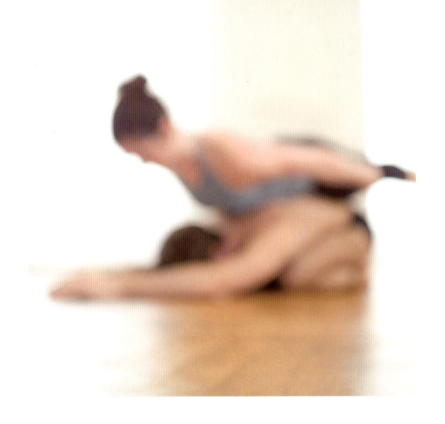

YOGA-PILATES
ヨーガ-ピラーティス

発　　　行 2015 年 2 月 20 日
発 行 者　吉田 初音
発 行 所　株式会社 ガイアブックス
　　　　　〒107-0052 東京都港区赤坂1-1-16 細川ビル
　　　　　TEL.03(3585)2214　FAX.03(3585)1090
　　　　　http://www.gaiajapan.co.jp

Copyright GAIABOOKS INC. JAPAN2015
ISBN978-4-88282-938-6 C2077

落丁本・乱丁本はお取り替えいたします。
本書を許可なく複製することは、かたくお断わりします。
Printed in China

著者：
ジョナサン・モンクス (Jonathan Monks)
過去25年にわたり、アイアンガーやアシュタンガなどのヨーガを実践してきた。そのなかから「ヨーガ・モンクス」というユニークな流派を生み出し、現在もロンドンで教えている。ロイヤル・シェイクスピア・カンパニーの団員のトレーニングも担当している。

翻訳者：
池田 美紀 (いけだ みき)
東京大学文学部卒業。出版翻訳および吹替翻訳を手掛ける。訳書に『プロフェッショナルピラーティス』『オステオパシーの内臓マニピュレーション』(いずれもガイアブックス)など。